洛阳市体育局全民健身项目成果

跟我练·健身气功

祝京媛　牛爱军　主编

北京体育大学出版社

策划编辑：王　健
责任编辑：杨　洋
责任校对：文　茜
版式设计：李　莹

图书在版编目（ＣＩＰ）数据

跟我练·健身气功/祝京媛，牛爱军主编 . —— 北京：
北京体育大学出版社，2020.9
　ISBN 978-7-5644-3390-1

　Ⅰ . ①跟… Ⅱ . ①祝… ②牛… Ⅲ . ①气功—健身运
动 Ⅳ . ① R214

中国版本图书馆 CIP 数据核字 (2020) 第 201396 号

跟我练·健身气功　　　　　　　　　　祝京媛　牛爱军　主编

出版发行：北京体育大学出版社
地　　址：北京市海淀区农大南路 1 号院 2 号楼 4 层办公 B–421
邮　　编：100084
网　　址：http://cbs.bsu.edu.cn
发 行 部：010–62989320
邮 购 部：北京体育大学出版社读者服务部 010–62989432
印　　刷：北京昌联印刷有限公司
开　　本：710mm×1000mm　　1/16
成品尺寸：170mm×240mm
印　　张：13
字　　数：193 千字
版　　次：2020 年 9 月第 1 版
印　　次：2020 年 11 月第 1 次印刷
定　　价：35.00 元

《跟我练·健身气功》编委会

主　　　任　卢铁军

副　主　任　张荣华　郭　宁　李　珂

主　　　编　祝京媛　牛爱军

编　　　委　（按姓氏笔画排序）

王军智　王晓红　王　燕

史衍臻　刘玉秋　刘海梅

刘锦平　孙畅玉　苏智钧

杨月珍　何瑞敏　段学寨

高广华　海富娴　魏应超

本书二维码使用说明

    本书资源全部指向书链网，您可以直接微信扫码，观看视频讲解示范，也可以在手机里安装书链客户端（APP）扫码使用，APP下载视频到手机，可以支持离线播放。

前 言

健身气功是以增进身心健康为目的，注重身体活动、呼吸吐纳和心理调节的民族传统体育项目，具有丰富的文化内涵，是中华民族传统文化的重要组成部分。中华人民共和国成立后，在党和政府的关心与支持下，健身气功得到了继承和发展，并在推动全民健身运动的开展、满足群众多元化的体育健身需求等方面发挥着积极的作用。它不仅深受国内广大人民群众的欢迎，还深受海外各界人士的喜爱，是东西方文化交流的重要载体。

中共中央、国务院于2016年印发并实施的《"健康中国2030"规划纲要》指出，"大力发展群众喜闻乐见的运动项目，鼓励开发适合不同人群、不同地域特点的特色运动项目，扶持推广太极拳、健身气功等民族民俗民间传统运动项目。""推动形成体医结合的疾病管理与健康服务模式，发挥全民科学健身在健康促进、慢性病预防和康复等方面的积极作用。"健身气功成为国家扶持推广的传统体育项目之一。2019年发布的《中共中央 国务院关于促进中医药传承创新发展的意见》提出，"大力普及中医养生保健知识和太极拳、健身气功（如八段锦）等养生保健方法，推广体现中医治未病理念的健康工作和生活方式。"这将为健身气功的发展再添动力。

健身气功在洛阳市有着广泛的群众基础。在国家体育总局健身气功管理中心的统一部署下，洛阳市成为健身气功管理方式改革试点城市之一。洛阳市健身气功协会作为洛阳市健身气功运动的管理和推广机构，以建设"健康洛阳"为目标，以满足人民群众对美好生活的需要作为工作指南，在体医融合的时代背景下，发挥健身气功在健身养生方面具有独特效果的优势，经过反复研究和实践，编制了一系列健身气功运动处方。这些健身气功运动处方以传统养生理论为基础，遵循运动人体科学的理论，动作简单、效果明显、针对性强，是科学锻炼理念与科学健身实践相结合的产物。这些运动处方将促进健身气功的推广工作。

本书首先对运动处方的起源和发展，以及中国传统养生观进行了介绍。其次，为了进一步促进健身气功的发展与推广，提高全民身体素质，本书对舒肝利胆、壮腰固肾、宣肺理气、和脾健胃、肩颈保健运动处方的理论、技术要领与功理作用进行了详细解读。

本书文字精练，图解生动，示范动作标准，可读性强。另外，本书配有二维码，读者利用手机扫描二维码即可观看相应的健身气功运动处方的动作示范视频，可以使读者非常便利和直观地进行自主学习。

本书可供健身气功运动行业的从业者和健身气功运动的爱好者阅读和参考。希望本书的出版能促进健身气功的推广和普及，为"健康中国"的建设提供助力。

由于编者学识有限，书中若有不足之处，欢迎广大读者提出宝贵意见。

目　录

第一章 绪 论

第一节 处方和运动处方概述

一、处方概述

《现代汉语词典》（第 7 版）对处方的解释：① 团 医生给病人开药方。② 名 医生给病人开的药方；配制成药的现成药方。卫生部（现国家卫生健康委员会）2007 年发布的《处方管理办法》第二条规定，处方是指由注册的执业医师和执业助理医师（以下简称医师）在诊疗活动中为患者开具的、由取得药学专业技术职务任职资格的药学专业技术人员（以下简称药师）审核、调配、核对，并作为患者用药凭证的医疗文书。处方包括医疗机构病区用药医嘱单。一个处方主要包括处方前记、处方正文和处方后记三个部分。

《黄帝内经》是我国最古老的医学典籍，一共记载了 13 个处方。其中一个典型处方叫作"兰草汤"，主要针对患者的"口甘之症"：口中时有甜味，舌苔腻。具体使用方法是将一味兰草煎汁内服。

二、运动处方概述

20 世纪 50 年代，美国生理学家卡波维奇最先提出运动处方的概念。他指出，运动处方是指针对个人的身体状况而采用的一种科学的、定量化的体育锻炼方法。运动处方这一术语于 20 世纪 60 年代末被世界卫生组织采用，并得到广泛认可。随着运动处方应用范围的扩大，运动处方的内涵不断被修改和充实。2018年，北京体育大学教授王正珍指出，运动处方是由运动处方师、运动健身指导人员、康复治疗师、社会体育指导员、医生等专业人员依据锻炼者的年龄、性别、个人健康信息、医学检查结果、体育活动的经历，以及心肺耐力等体质测试结果，用处方的形式制订的系统化、个性化的体育健身活动指导方案。运动处方的内容主要包括运动项目、运动强度、运动时间、运动频率、运动量和运动进程。

运动处方是指导人们有目的、有计划和科学地锻炼身体的方法。运动处方的特点：目的性强、计划性强、科学性强、针对性强、安全可靠。运动处方主要对循环系统、呼吸系统、运动系统、消化系统、神经系统、内分泌系统等产生积极作用，可使肌肉更加健美，增强关节、骨骼和肌肉的机能，延缓衰老。

第二节 运动处方的起源和发展

一、现代运动处方的起源和发展

被西方国家尊为"医学之父"的希波克拉底非常重视运动对健康的影响。他认为，阳光、空气、水和运动是生命与健康的源泉，适当的营养和适量的运动是保证健康最安全的方法。

1879年，达德利·萨金特在担任哈佛大学海明威体育馆馆长时发现，哈佛大学的学生进行体育活动的情况不容乐观，他很少看到体弱的学生为了增强体质而进行体育锻炼。此后，他开始关注体弱学生的健康问题，把全部的精力投入开发身体和体力的各种测验标准、研究科学运动的方法及其应用中，提出了要根据身体某一部位的发展需要制订运动处方的观点。

20世纪50年代初，美国著名生理学家卡波维奇最先提出运动处方的概念。1953 年，联邦德国的黑廷格和拉缪发表了主题为不同强度、不同持续时间和不同频率的运动会对人体产生不同影响的论文，对现代运动处方的研究起到了积极的推动作用。德国霍尔曼研究所从 1954 年开始对运动处方的理论进行研究和应用推广，制订了针对不同健康人群和慢性病患者的各类运动处方，并为市民提供运动处方的指导和咨询服务。德国有专门的运动处方医院和运动处方专科诊所，在各个大型康体休闲娱乐场所中均设有运动处方室。人们在锻炼前先到专业康体医生处测试生理机能、体能情况，再选定适合本人的运动项目，测定练习量的多少和每周的锻炼次数，同时康体医生会告知人们如何饮食以配合运动。

1969 年，世界卫生组织开始使用运动处方这一术语，从而使运动处方在国际上得到了广泛的推广及认可。

为了解决体育锻炼存在的不科学的问题，日本学者开始对运动处方展开研究。在日本学者猪饲道夫的倡议下，日本体育科学中心于 1970 年成立。1971 年，这个中心成立了运动处方研究委员会，并在全国组织了20 多个研究小组。为了使理论应用于实践，运动处方研究委员会又下设运动处方制订委员会。经过 5 年的理论和实践研究，日本体育科学中心于 1975 年制订了适合各年龄组的运动处方方案，并出版了《日本健身运动处方》一书。与此同时，日本学者花费了一年多时间进行认真探索，拟订了适用于各种运动处方的医务监督方案。日本政府在 20 世纪 80 年代提出了体育发展的两项基本任务：一是推广应用运动处方的理论和方法；二是改善体育设备，并在大学、中学、小学的学校体育中推广运动处方。

美国对运动处方的研究始于军医库珀。20 世纪 60 年代末 70 年代初，库珀提出根据每个人的情况制订运动处方，并评定运动后的效果。他对大量人群进行了测试，获取了运动不足对人体影响的第一手资料，并为闻名世界的耐力测试法（12 分钟跑测试法）的发明奠定了基础。库珀根据耐力测试的结果，制订了五类体力标准。运动者按照自己对应的体力标准进行锻炼，在达到规定的体力标准之后即可按照库珀制订的分数表制订运动处方。在随后的十几年里，美国有关学者对身体素质的内涵、不同运动水平的人的健身计划、运动与休闲的规划等方面进行了研究，先后发表了许多文章和著作。美国政府从 1990 年开始实施一个全国健康计划——《健康公民 2000》。该计划包括 3 个总目标、22 个子目标。在 22 个子目标中，体育目标排在第一位。该目标的引导机构——美国总统健康与体育委员会，组织专家制定了《成年人有氧锻炼健身运动处方》，指导大众科学健身，使运动处方的应用成为实现体育健身目标的重要措施。

美国运动医学学会在运动处方的发展过程中起了非常重要的作用，其于 1975 年首次出版了《ACSM 运动测试与运动处方指南》，截至 2019 年已经出版第十版。每一版都综合了当时世界各国专家的研究成果，并对上一版的内容进行补充和修改，这使该书的内容一直代表着运动处方的最新研究成果。

我国于 20 世纪 80 年代初引入运动处方的概念和理论，经过多年的发展，在应用推广和科研方面取得了长足进步。南京医科大学、哈尔滨医科大学、河北省人民医院、复旦大学附属华山医院、中日友好医院、首都医科大学附属北京安贞医院及一些疗养院是我国开展运动处方工作较早的医学院校和医院。北京体育大学、首都体育学院、上海体育学院等是较早进行运动处方人才培养的体育院校。

进入 21 世纪以后，无论是在国内还是在国外，运动处方方面的研究均取得了很大进展。其发展趋势包括：由康复领域发展到预防和健身领域（健康体检、健身机构、学校体育、体育科研等）；由心脏康复运动处方发展到各种慢性疾病防治的运动处方；由单一提高心肺功能的运动处方发展到多方位的力量处方、柔韧性处方；功能评定方法由繁到简；处方程序由手工制订发展到信息化自动处理等。

国内外科研活动的进展反映了运动处方的发展。我国有关运动处方方面的研究在进入 21 世纪以后有了快速的发展，但须加强基础理论的研究，扩大慢性疾病运动处方的研究范围，推动运动处方个性化的研究。传统体育手段在运动处方中的应用、运动功能评定及运动中监测方法的简化、运动处方的信息化等方面的研究将会使我国运动处方的推广应用迈上更高的层次。

二、我国古代的运动处方

事实上，中国古代就有了运动处方之实，只不过当时没有产生运动处方之名。在我国，运动促进健康的方法古已有之，运动疗法在我国传统医学的发展史上占据着重要位置。《黄帝内经》中讲到了一种治疗疾病的方法——导引，即"摇筋骨、动肢节"，这种方法实际上就是一种运动处方。这一疾病治疗方法与现代的"体医融合"理念不谋而合。

五禽戏是由东汉时期的华佗提出的世界上最早的一套医疗保健体操。《三国志·魏书·方技传》记载，华佗告诉他的徒弟吴普："动摇则谷气得消，血脉流通，病不得生……动诸关节，以求难老。吾有一术，名五禽之戏，一曰虎，二曰鹿，三曰熊，四曰猿，五曰鸟，亦以除疾，并利蹄足，以当导引。体中不快，起作一禽之戏，沾濡汗出，因上着粉，身体轻便，腹中欲食。""普施行之，年九十余，耳目聪明，齿牙完坚。"这是运动促进健康的明证。

隋代医书《诸病源候论》是我国第一部运动疗法专著，详细记载了各科疾病的病因、症状，以及治疗疾病的各种动作，这些动作大都非常简单，便于日常实施。例如，治疗"风头眩"的动作之一为"以两手抱右膝，着膺"。又如，治疗"大便不通"的动作为"龟行气，伏衣被中，覆口、鼻、头、面，正卧，息息九道，微鼻出气"，寥寥二十余字已将动作要领剖明无遗。

产生于北宋时期的健身气功八段锦的练习口诀为七字一句，其中的每句口诀皆可看作一个运动处方。例如，"两手托天理三焦"处方的目的是"理三焦"，运动的方式是"两手托天"，运动量要求为"沾濡汗出"，运动时间要求为"子后午前"，效果是"身体轻便，腹中欲食"。

明朝、清朝流行的"陈希夷二十四气导引坐功"中的"立春正月节坐功"要求锻炼者"宜每日子、丑时，叠手按髀，转身拗颈，左右耸引，各三五度，叩齿，吐纳，漱咽三次"。这一运动处方对缓解"风气积滞，顶痛、耳后痛、肩臑痛、背痛、肘臂痛"有一定效果。

中国古代的运动疗法的要求与现代运动处方的内容不谋而合，中国古代医学家和现代医学家用不同的思维、不同的术语来描述同一事物。

第三节　中国传统养生观

养生，又称摄生、保生、卫生、寿世等。养生一词最早见于《庄子·内篇·养生主》。生，即生命、生存；养，即保养、养护、调养、养救、补养等。养生可理解为对生命的保养，以及围绕这一主题的各方面的理论思想和具体实践方法。由于对生命的保养涉及的范围非常广泛，如生理的、心理的及围绕生命这一中心的衣、食、住、行、环境、气候等，从广义的概念来讲，人类一切维持生命、保养身体、增强对环境的适应能力和提高生命质量的行为都是养生学的内容。

在中国历史上，养生、寿世的观念在很早以前就被提出了。早在商代，典籍《尚书·周书·洪范》就提出了"五福"之说，即"五福：一曰寿，二曰富，三曰康宁，四曰攸好德，五曰考终命。"其中，涉及身体健康的内容就占了三条。唐代名医孙思邈提出："上工治未病，中工治欲病，下工治已病。"治未病是中国养生医学的先进思想。中国古人这种重视长寿的意识，促使人们积极地争取长寿，并由此开始了早期对养护生命和延年益寿的研究及探索。健康长寿是人类普遍关心的问题。在养护生命和追求长寿的过程中，受到中国古代哲学、医学、宗教等各家各派的影响，传统养生家在不同的层面以不同的视角对养生的理论和实践进行了研究，使传统养生得到了充分的发展，并最终在中国历史上形成了内容广泛、形式多样的传统养生观念体系。

一、整体观

（一）人体的整体观

整体观是人们对事物统一性和完整性的看法。中国传统养生在人的身心健康方面，既重视人体内环境的统一性和完整性，又重视人与外界客观事物的和谐统一性。

整体观是中国传统医学的主导思想，也是中国传统医学的特点之一。它强调事物本身的统一性、完整性和与其他事物的联系性，认为人体各部位在结构上是不可分割的，在功能上是相互协调、相互制约的，并且认为人与自然界有着密切的关系，能够能动地适应自然，从而维持机体正常的生理活动。它贯穿于诊断、治疗、康复等方面，也是传统养生的理论依据。

传统养生家十分强调静心，要求保持心静体松的状态。心是一身之主宰，若心神安定，则五脏六腑皆定；若心神不安，则五脏六腑皆不安，易产生各种疾病。

传统养生家反对过分安逸，强调以动为主、内外兼修。脾主四肢。四肢活动能加快脾的运化，使水谷精微得以很好地吸收，进而化生气血，营养全身；四肢活动减少，会导致气血不足，全身虚弱。

传统养生家非常重视有针对性的养练，以强化对应的人体系统。例如，五禽戏、形意五行拳等是针对五脏进行的练习，舒心平血功是针对心脏进行的练习。

传统养生练习强调"以意导功""内外兼修""外三合"等，这些都是整体观的具体体现。

（二）天人相应观念

人体内环境的平衡协调及其与外界自然环境的整体统一是人体得以发展的基础。当自然环境发生变化时，人体也会发生相应的变化。

整体观强调事物本身的统一性、完整性及某一事物与其他事物的联系性。宇宙是一个整体，人与自然具有相通、相应的关系，遵循着同样的运动变化规律。人体的生理变化与大自然的整个运动联系在一起，同受阴阳五行法则的制约。自然界的运动变化直接影响着人体，而人体受自然界的影响也必然会相应地产生生理或病理上的反应。人们必须善于掌握自然界的变化，以顺应"天地之和"。传统养生理论强调"顺应四时""天人相应"，在个体锻炼时，强调个体的完整性、统一性。这种在整体观指导下的综合调理的方式构成了中国传统养生最基本的理念和指导思想。例如，《黄帝内经》从"天人相应"的整体观出发，提出了"顺时防病"的思想，以及"服天气而通神明"等养生防病原则。

二、精气神学说

依据传统养生理论，人的生命力的盛衰和生命的长短与精、气、神的旺盛或衰竭是紧密联系的。精气流通、练气以养、养心调神是传统养生法实施的基本目的和要求，研究精气神学说对传统养生理论的形成和指导养生实践至关重要。

传统养生运动的锻炼方法分为内功和外功两类，即内练精气神，外练筋骨皮。古代练功家认为，天有三宝，日、月、星；地有三宝，水、火、风；人有三宝，精、气、神。精、气、神被看作人体中三种宝贵的东西，被视为人体进行生命活动所不可或缺的物质。

（一）精是人体生命活动的物质基础

精是构成人体的基本物质，也是维持人体生命活动的基本物质，有广义和狭义之分。广义的精是构成人体和维持人体一切生命活动的精微物质，包括精、气、血、津液等；狭义的精指肾中化生和储藏的精，是能够增强人的生长、发育和生殖功能的基本物质。精有先天和后天之分。"先天之精"是禀受于父母的生殖之精，是生命之源，如《黄帝内经·灵枢·本神》所说："故生之来谓之精"；"后天之精"是指水谷等营养物化生而成的精。二者具有相互依存、相互为用、相辅相成的关系。先天之精依赖于后天之精的不断培育和充养，才能发挥生理效应；后天之精依赖于先天之精的活力资助，才能得以化生不息。

（二）气是人体生命活动的动力

依据中医理论和传统养生理论，人体的气是一种充养人体并维持人体生命活动的精微物质，有先天气和后天气两种。先天气又称元气，是禀受父母的先天之精气，藏于肾中，依赖水谷精气的充养，使肾中精气的气化功能沿三焦通道升降敷布全身，发挥其生理效应，促进人体生长和发育，改善各脏腑、经络等的生理机能。元气的盛衰对人体生、长、壮、衰、死全过程的影响至关重要，历来养生家都很重视培补元气，并以各种导引、行气、意念等养生法调动丹田之气，循任脉、督脉及全身经络周身运行。后天之气主要有宗气、营气、卫气等，来源于水谷的精气和空气的清气。水谷的精气是靠脾胃从后天饮食中运化而来的，空气的清气则靠肺从自然界中吸入。

传统养生法非常重视养生练气，通过练气来增强人体气化（气化指气的运动和变化），使全身之气充沛。人体的气具有很强的活力，遍布全身。气的升降出入运动称为气机。气机畅通，气才能在脏腑、经络、四肢、七窍中顺畅流动，从而使肾蒸腾气化、吸清排浊；使肺主气司呼吸，宣发肃降；使脾升清、胃降浊，脾、胃、肠的消化、吸收、输布、排泄正常；使肝疏泄调畅；使心肺气血调和畅通。这些都说明人体气机的升降出入运动具有维系、推动、激发、协调、平衡人体各种生理机能的作用。若气机的升降出入运动畅通无阻，则机体健旺。若气机失调，气机的升降出入运动受阻，机体就会出现气滞、气逆、气陷、气结、气郁、气闭等病理状态。气机的升降出入运动一旦止息，生命活动就会终止。可见，气是维持人体生命活动最基本的物质，气聚则精盈、神旺，气衰则精走、神病，气绝则精涸、神亡。正如古人所云："气者，人之根本也。"这说明养生练气是传统养生的指导思想和理论基础。

传统养生家十分重视对人体气的练养：一是通过导引、行气、按摩等养生法激发和培补元、真二气；二是结合各种调神、调息、调身的养生法来增强人体气化功能和促使真气运行。

（三）神是人体生命活动的主宰

传统养生理论认为，神是人生命存在的标志，也是人体生命活动的主宰。人的形与神是同源、同生的。人的神有广义和狭义之分。广义的神是人体生命活动机能的总称，包括人体生命活动中不同层次的内在神志及外在形征两方面的含义。狭义的神是人的精神、意识、思维，是"识神"的主要体现，实质是指人的大脑机能，是大脑对外界事物的反映。它主宰着人的一切心理活动与行为活动，影响着整个人体各方面生理机能的协调平衡。譬如，中医所说的"七情"（喜、怒、忧、思、悲、恐、惊），是人的七种不同的精神状态，因外界环境、信息的变化而变化，更重要的是受人的意识和思维的调控。在意识和思维的正确调控下，外界环境与信息不会致病。若人体受到突然、强烈或持久的情志刺激，而意识和思维不能正确调控，则人体会出现"大怒伤肝""大喜伤心""大悲伤肺""思虑过度伤脾胃""久恐不节伤肾"等致病现象，使五脏的机能紊乱，从而导致各脏腑间生理机能不协调，阴阳、气血失调，严重时可出现久病或身亡。

可见，人体的神能统率五脏六腑、四肢百骸、诸窍及精、气。它能决定生命力的盛衰和生命的寿夭，神守则身健，神弱则身病；有神则生，无神则亡。

传统养生家一直把同源、同生的形和神看作人体生命活动中和谐统一的两大要素，认为只有"形与神俱"，才能"尽终其天年"，主张"形神共养"，强调"性命双修"。所谓"形神共养"，是指在养生实践中注重形体养护和心神调摄，既要使形体健康，又要使心神健旺，还要使形体与心神协调、均衡地发展。所谓"性命双修"，性一般指心性，即精神、意识、思维；命指形体和生命。传统养生家曾指出，"命无性不灵，性无命不立""修身以立命""存心以养性"。"性命双修"实际上是指在养生实践中既要重视修性，又要重视修命，性与命要同步练养，相互促进，共同发展。《艺文类聚·卷七十五·方术部》甚至还强调"太上养神，其次养形"。可见古人把调心养神当作养生的首要任务。传统养生宝库中有许多调心养神的法则、手段和方法。这些法则、手段和方法主要可归纳为调心养神与修身养性两类。

综上所述，精、气、神是人之"三宝"。精是维持人体生命活动的基本物质，气是维持人体生命活动的精微物质；精气流通是生命活动的基本特征，气化、气机是生命活动的动力；神是人体生命活动的主宰。保精养气、练气以养、调心养神、形神共养是传统养生的指导思想和理论基础，使人精盈、气充、神合是传统养生追求的目标。

三、阴阳学说

阴阳学说是我国古代的一种哲学思想，是当时人们用以概括、说明自然界及人体变化规律的科学。依据阴阳学说，万事万物都包含着阴阳两个方面，阴阳的对立、统一活动是宇宙间一切事物产生、变化和消亡的根本原因，世界本身就是阴阳对立、统一、变化、发展的结果。

阴阳学说的基本内容可以用"对立、依存、消长、转化"来概括。阴阳学说包括以下几个方面的内容。

（一）阴阳的相互对立

依据阴阳学说，一切事物都存在着相互对立的阴阳两个方面，两者相斥并不断地斗争，从而推动事物的变化和发展。阴阳双方处于动态中，当人的各种生理机能处于并保持阴阳平衡状态时，人的身体即处于健康状态。

（二）阴阳的相互依存

阴与阳两个方面既相互对立，又相互依存，任何一方都以另一方的存在为条件，即阳依存于阴，阴依存于阳，这种关系又称为具有互根性。《黄帝内经·素问·生气通天论》中有"阴阳离决，精气乃绝"的记录，意思是说如果阴阳的互根性被破坏，则生命就会停止。

（三）阴阳的相互消长

阴阳两个方面始终处于互为消长的运动变化之中，或者阳消阴长，或者阴消阳长。在这种消长的动态变化中，平衡、静止是相对的，变化是绝对的。当阴阳两个方面的变化超出一定的限度时，阴阳的相互制约关系和相对平衡状态就会被破坏，就如《黄帝内经·素问·阴阳应象大论》记载的："阴胜则阳病，阳胜则阴病。阳胜则热，阴胜则寒。"

（四）阴阳的相互转化

相互对立、相互依存的阴阳双方在一定条件下可向其相反的方向转化，即阴可以转化为阳，阳也可以转化为阴，如《黄帝内经·素问·阴阳应象大论》记载的，"重阴必阳，重阳必阴""寒极生热，热极生寒"。生活中，人在发高烧时会感到身体发冷，就是很好的例证。

传统养生处处能体现出阴阳学说的思想。例如，太极拳运动在姿势上要求锻炼者做到百会穴上领与沉肩坠肘、松腰敛臀相结合，含胸与拔背相结合等；在动作技术上要求锻炼者做到上领下沉，前推后撑，左与右、上与下、前与后的劲力对拔拉长等；其运动特点为动静结合、练养结合、内外合一、动作左右对称、周而复始、一气呵成等，无处不阴阳。

依据阴阳学说，方位中的东、南属阳，西、北属阴；地理上的高阔之地属阳，低漫之地属阴。练习传统养生功（术）宜选择面朝东、南方位及花草树木茂盛、洁净清雅的高阔之地，以求取得最佳效果。

因此，传统养生家根据阴阳学说，以身体练习为基本手段，从影响人体生命活动的内外环境所表现出的阴阳范畴着手，按照"补其不足，泻其有余"的原则，通过各种养生方法的实施，调节机体的阴阳平衡，使之朝着阴气平顺、阳气固秘的"阴平阳秘"状态发展，达到培补元气、运行真气、滋阴壮阳、健康长寿的目的。

总之，阴阳是宇宙万物变化的总规律，阴阳学说是古人用于认识宇宙万物的世界观和方法论。阴阳平衡是传统养生体育保健的指导思想，以及保健健身和方法的理论基础，调和阴阳是传统养生的重要法则，"阴平阳秘"是传统养生家追求的最佳状态。

四、五行学说

"五行"的概念是古人在生活实践中总结出来的。人们发现，金、木、水、火、土这五种物质是生活中不可缺少的。《尚书正义·卷十二·洪范》云："水火者，百姓之所饮食也；金木者，百姓之所兴作也；土者，万物之所资生也。是为人用。"

水具有滋润和向下流动的特性，火具有温热和上升的特性，木具有曲直生长的特性，金具有容易变化的特性，土具有生长庄稼的特性。五行学说以五行的特性，将世界上所有的事物演绎、归类为具有五种属性的五大类。另外，凡具有寒凉、滋润、向下运行等作用的事物，均归属于水；凡具有温热、升腾等作用的事物，均归属于火；凡具有生长、开发、条达舒畅等作用的事物，均归属于木；凡具有清洁、肃降、收敛等作用的事物，均归属于金；凡具有生化、承载、受纳等作用的事物，均归属于土。依据五行学说，世界上的事物或现象都可以根据五行的属性归类，它们之间的相互关系和运动变化决定了事物或现象的发生、发展。事物或现象之间的差异性是由具有这五种属性的物质相互之间的运动状态决定的。五行学说是以五行的相生、相克、相乘、相侮来探索、揭示复杂系统内部各事物之间的联系和运动变化规律的。

（一）相生

事物之间相互滋养、相互促进的关系，称为相生。五行按木、火、土、金、水的顺序依次相互滋生，即木生火，火生土，土生金，金生水，水生木。

（二）相克

一类事物对另一类事物具有承袭、制约等作用，这种关系称为相克。五行按木、火、土、金、水的顺序隔位相克，即木克土，土克水，水克火，火克金，金克木。相克两者之间的关系：我克者称为"所胜"，即每一行对其他行具有制约作用；克我者称为"所不胜"，即每一行又受到其他行的制约。

（三）相乘

乘，乘袭，即乘虚而袭之，是克制太过的表现。五行相乘的顺序和位置与五行相克是一致的，即木乘土，土乘水，水乘火，火乘金，金乘木。

（四）相侮

相侮是五行盛衰超出正常允许的范围而引起的一种异常克制，即出现了与五行正常的克制方向相反的克制，亦称反克，其顺序是木侮金，金侮火，火侮水，水侮土，土侮木。

传统养生在运动形式和内容上也体现了五行生克制化的规律的应用。例如，健身气功中的六字诀根据五行配备的统一性，即语音与脏腑的关联，采取吐字发音的吐纳方式，产生调节脏腑的作用，实现保健的目标。

传统养生保健习惯将与人体生命活动相关的因素按五行的特征用分析、归类、演绎的方法进行分类。例如，根据"有诸内，必行诸外"进行观察和分析，中医和传统养生理论不仅将对人体健康有影响的自然界的季节、气候、方位、味道、颜色及生物的生死变化等现象分别归类为五行，还将人体的脏腑、五官、形体、情态、声音等分别归入五行之中。

依据五行学说，人体内部各组织器官及其机能之间，以及人体与自然环境之间具有和谐统一的关系。传统养生习惯根据五行生克制化的规律，阐释、探索保健过程中人体的肝、心、脾、肺、肾五个系统之间相生相成、相克相制、生中有制、克中有生的关系。在人体生命活动过程中，机体各组织器官或各种生理机能之间可以通过五行的生克制化维持动态平衡。如果各组织器官或各生理机能之间是相乘或相侮的关系，就有可能导致机体脏腑器官的器质和机能出现不平衡，使机体脏腑器官发生病变或衰竭。

传统养生的实践证实，古代养生家在创编养生内容和方法时，自觉地运用了五行学说中的相生、相克、相乘、相侮的观点与方法。例如，武术中的形意拳，其基本拳法劈、崩、钻、炮、横分别对应金、木、水、火、土五种属性，并与肺、肝、肾、心、脾胃相联系和匹配，体现了其拳理、拳法的五行思想内涵，以及练养结合、内外兼修的理论依据。

五、脏腑学说

脏腑是人体内脏的总称。按照生理机能特点的不同，脏腑可分为脏、腑、奇恒之腑三类。脏，即心、肺、脾、肝、肾，合称五脏；腑，即胆、胃、小肠、大肠、膀胱、三焦，合称六腑；奇恒之腑，即脑、髓、骨、脉、胆、女子胞（子宫）。脏腑学说主要体现了以五脏为中心的整体观。脏腑生理机能之间的平衡协调是维持机体内在环境相对恒定的基础。

传统养生的作用就是通过一系列的自身调节，维持脏腑生理机能之间的平衡协调。因此，了解各脏腑主要生理机能之间的相互关系有助于理解传统养生的健身机制，对各种功法的学练也有重要的指导作用。

中医脏腑学说中的五脏虽与西医中脏器的名称相同，但它们在生理上和病理上的含义不同。

六、经络学说

经络学说是研究人体经络系统的循行分布、生理机能、病理变化及其与脏腑相互关系的学说。经络包括经脉和络脉两部分，其中经脉分正经和奇经两大类，为经络系统的主要部分。正经有十二条，即手足三阴经和手足三阳经，合称十二经脉，是气血运行的主要通道；奇经有八条，即督、任、冲、带、阴跷、阳跷、阴维、阳维，合称奇经八脉。

十二经脉中，每个经脉分别对应一脏或一腑，并且左右对称地分布于人体两侧。十二经脉、奇经八脉及其分支络脉在人体内纵横交错，内通脏腑，外达肢节，上通头，下达脚，把人体网络连成一个整体。经络是气血运行的通道。

奇经八脉虽与脏腑没有直接关系，但其与十二经脉纵横交接，对十二经脉具有调节、疏通作用，其中任脉、督脉至关重要。中医理论和传统养生理论将任脉、督脉与十二经脉合称"十四经"。

中医理论将人体中具有传输和输注气血的空隙与聚焦点称为腧穴，将循行"十四经"上的腧穴称为经穴。腧穴是脏腑、经络中的气血输注之处。传统养生理论往往通过意念导引、意守，以及点、按、拍、打等方法作用于特定的穴位，以疏通经络和调畅气血。

经络内属于脏腑，外络于肢节，沟通于脏腑与体表之间，将人体中的脏腑、组织、器官等连成一个有机的整体，并借以行气血、营阴阳，使人体各部位的机能得以保持协调和相对平衡。传统养生疏通经络、调畅气血的健身作用是通过循经取动的形体锻炼、循经导引的意念活动，以及意守、点压和拍打特定穴位的动作实现的。

第四节　健身气功及其运动处方

一、健身气功的起源和概念

考古研究表明，气功的历史非常悠久。1975年，一个马家窑文化时期的彩陶罐在我国青海乐都地区出土，其距今已有五千多年的历史。这个彩陶罐上雕刻着一个奇异的人像，上半身为男，下半身为女，呈现出张口呼吸吐纳的站桩练功形态。这表明在五千多年前，人们已懂得采用呼吸吐纳的方法来调和阴阳。

《黄帝内经》奠定了古代健身气功的中医理论基础，导引、服气、吐纳、行气之术渐为人们所采用。佛教传入中国后，佛家的一些修持方法逐渐被人们当作养生的手段，健身气功形成了儒、释、道三家。东汉时期，名医华佗创编了五禽戏，即虎、鹿、熊、猿、鸟五戏，这是时间较早、系统全面的健身气功功法之一。晋代葛洪的《抱朴子》、南北朝陶弘景的《养性延命录》等对古代健身气功的发展均起到了一定的推动作用。隋朝时期，医家吸收儒、释、道三家健身气功之长，并将此广泛应用于医疗实践。《诸病源候论》载导引法二百六十余式，用于健身及治疗内科、外科、妇科等疾病。唐代孙思邈躬身实践，融医、道、佛于一家，撰《千金要方》《千金翼方》等。他所创的"调气法""导引法"简明易学，较适合老年人。宋朝、元朝、明朝、清朝时期，儒、释、道、医家等均有所发展，形成了更多的健身气功流派和丰富的功法。

中华人民共和国成立后，在丰富的传统功法的基础上，今人又创编了多种功法。

为了引导健身气功活动健康发展，1996 年，健身气功被正式纳入政府管理范围。2000 年，国家体育总局发布的《健身气功管理暂行办法》对健身气功作了进一步界定："健身气功，是以增进身心健康为目的，以自身形体活动、呼吸吐纳、心理调节相结合为主要运动形式的民族传统体育项目，是中华悠久文化的组成部分。"随后，国家体育总局将健身气功列为我国正式开展的体育项目，专门成立了健身气功管理中心和中国健身气功协会，以加强对群众性健身气功活动的管理，促进健身气功的普及。由此，健身气功的发展逐步走上了规范化的轨道。

二、健身气功的特点

健身气功蕴含丰富的哲理，有利于促进社会主义精神文明建设。健身气功以传统的中医理论为基础，强调人的生命整体观，通过调身、调息、调心的全面锻炼，使身心臻于高度和谐。健身气功注重增强自身免疫力，从根本上改善身心健康状况；提倡人们积极进行体育锻炼，自主提高自身的强身健体能力。

健身气功既能增强五脏六腑和全身各组织器官的生理机能，又能调节心理平衡，是一种能够进行生理和心理双重锻炼的养生保健术。

三、健身气功与一般体育运动的区别和联系

体育与文学、音乐、舞蹈、绘画等一样，属于大众文化的范畴。健身气功作为民族传统体育项目，也属于体育运动的范畴。一方面，健身气功与其他体育运动项目一样，来源于人们的生产生活实践。有些健身气功就是人们为了缓解恶劣的自然环境带来的病痛、强健身体，通过模仿飞禽走兽的动作创编的。另一方面，健身气功又与多数体育运动项目不同，要求锻炼者在进行肢体运动的同时，还要做出呼吸吐纳的配合和心理状态的调整；除了讲究功法动作外，还富含哲理。相比之下，健身气功具有更多的意识形态内容，具有更为突出的文化特色。

四、健身气功的发展现状

依据国家相关法规的规定，经国家体育总局审定批准，健身气功功法统一定名为"健身气功·功法名称"，并颁发证书进行推广。目前，国家体育总局健身气功管理中心推广的健身气功功法共有 11 套。截至 2017年年底，国内常年练习健身气功的人数已达 500 万，国内健身气功社团组织已超过 500 个，健身气功站点总数超过 3 万个；在境外开展健身气功活动的国家和地区已超过 60 个，境外练习人数超过 200 万。

五、健身气功运动处方

如果我们把健身气功功法比作标准化产品，那么健身气功运动处方就是个性化产品，是锻炼者根据个人的身体状况和练习目的，针对某一问题采取的专门化练习套路，具有继承传统、活学活用、针对性强、容易推广等优点。

健身气功运动处方是指以增强体质、预防疾病和康复保健为主要目

的，以中国传统中医理论为指导原则，以处方形式为锻炼者制订的运动方案。制订健身气功运动处方，首先应该做到目标明确，有的放矢。

健身气功运动处方的实施目的是增进健康、预防疾病、促进康复、增强机能，主要的实施对象是健康人群或亚健康人群。因此，锻炼者要对自身的身体状况进行评估，通过望、闻、问、切等中医诊断手段或现代医学检测方法，确定自身的健康状况和病症特征，并选择适合的运动处方进行锻炼。例如，阳虚体质者应选择多动少静的运动处方，阴虚体质者应选择多静少动的运动处方；肝弱者选择发"嘘"音多的运动处方，肾弱者选择发"吹"音多的运动处方等。

考虑到锻炼环境的差异、身体状况的不同等因素，健身气功运动处方提供了站式、坐式、卧式、徒手、器械、行进、原地等多种不同的运动方式。本书主要介绍徒手站式和徒手坐式两类运动处方。

六、实施健身气功运动处方的注意事项

健身气功为中等强度的有氧运动，每套练习时间应为 40 ～ 60 分钟，运动强度应控制在练习时心率为最大心率（220−年龄）的 40% ～ 60%，自我运动感觉为微出汗、肢体发热，但不疲劳。锻炼者如果时间充足，并且身体没有不良反应，则应每天锻炼一次。锻炼者如果不能保证每天锻炼一次，则至少每周锻炼三次，可以隔天锻炼一次。

健身气功对锻炼的时间和地点没有具体要求。锻炼者应在饭后 1 小时选择清净、通风良好之处进行锻炼。

锻炼者应对每次的锻炼效果进行记录，以 7 天或 10 天为一个周期进行总结，从自我感觉和实际检测两个方面进行效果评价，并对下一周期的运动量和运动强度进行调整。

实施健身气功运动处方，无论是预防疾病还是健身康复，锻炼者都应遵循循序渐进、难易适度、持之以恒的基本原则。由于人的体质由弱

变强、疾病的预防及身体的康复都需要一个过程，健身气功运动处方的实施也要经历一个由易到难、由浅入深的过程。锻炼者应根据身体条件适时地增加运动强度和运动量，使锻炼效果逐步积累，使机体各器官的形态和机能逐步得到改善，最终达到预防疾病、健身康复的目的。

第二章　舒肝利胆运动处方

第一节　理论指导

一、肝

肝是五脏之一，位于腹腔右上部，其主要生理机能是疏泄、藏血。肝主筋，并开窍于目，与胆相表里，其机能相当于现代医学中的神经系统、消化系统、内分泌系统、循环系统和运动系统的部分机能。

肝的疏泄机能主要表现在调畅气机、促进脾胃运化和调畅情志三个方面。五行中，肝属木，喜畅达而不宜抑郁，肝的主升、主动特点是影响气机疏通、畅达、升发的重要因素。肝的藏血机能主要体现在肝内必须储存一定的血液，以制约肝的阳气升腾，勿使过亢，以维持肝的疏泄机能，使之冲和条达。

二、胆

胆是六腑之一，又属奇恒之腑。胆呈囊形，与肝相连，主要功能为储存和分泌胆汁，并参与食物的消化。

胆腑通畅，储存和分泌胆汁的功能才能正常发挥。胆腑阻塞不通，必然会导致胆汁分泌不畅。胆腑阻塞的原因主要有湿热、瘀血，结石、寄生虫等直接阻塞管道，以及气机紊乱致胆管痉挛等。胆腑不通的病理变化会导致胁肋胀满、疼痛等症状。由于胆汁对消化食物有特殊作用，胆汁排泄不畅会影响消化机能，使人产生食欲不振、厌食、腹胀、大便秘结或腹泻等症状。胆汁上逆，可见口苦、恶心，呕吐黄绿色苦水等症状。

三、肝与胆的关系

肝和胆通过经脉相互络属，构成表里关系。成语"肝胆相照"即说明了肝与胆的对应关系。

胆分泌胆汁与肝有重要关系。肝通过疏泄机能调畅气机，令胆气疏通，胆汁畅流。可见，肝的疏泄机能直接控制、调节胆汁的分泌。肝疏泄正常，胆汁分泌畅达，消化机能就正常。肝失疏泄，可导致胆汁分泌不利。胆汁郁结，肝胆气机不利，可导致肝胆同病，使身体出现消化吸收方面的病变。

《黄帝内经·素问·六节藏象论》写道："凡十一脏，取决于胆也。"《黄帝内经·素问·灵兰秘典论》还把胆比喻为"中正之官"，把肝比喻为"将军之官"，将军要做决断，靠的就是"肝"和"胆"的协调配合。

四、舒肝利胆运动处方概述

舒肝利胆运动处方中有握拳的手型，即拇指要握在掌心里，指尖位于无名指的根部，其余四指屈曲，然后稍稍用力，将拇指握牢。这种握拳方式叫作握固。"握固"这个词出自《道德经》第五十五章。老子在这一章里描绘了初生婴儿的多种状态，其中写到初生的婴儿"骨弱筋柔而握固"，意思是说，虽然初生的婴儿筋骨很柔弱，但是其拳头握得非常牢固。从此，握固就成了形容这种手型的专有名词。

在中医中，无名指指根对应的是"子"，与之相关的是"子时"，子时就是现在的 23 点到 1 点。中医的"子午流注"理论在我国流传久远。"子午"是指时辰，"流"是流动，"注"是灌注，这一理论是把一天 24 小时分为十二时辰，对应十二地支，与人体十二脏腑的气血运行及腧穴的开合相结合。其中，子时胆经最旺，丑时（1 点至 3 点）肝经最旺。因此，握固这个动作的作用就在于保养肝胆。

肝气存于两肋。本处方中的动作注重肢体两侧的抻拉，以疏泄肝气。《黄帝内经·素问·五藏生成》提到的"诸筋者，皆属于节"中的"节"是骨节的意思，说明筋具有连接和约束关节、参与运动等功能。肝主藏血,《黄帝内经·灵枢·本神》提到"肝藏血,血舍魂",《黄帝内经·素问·五藏生成》也提到"故人卧血归于肝,肝受血而能视,足受血而能步,掌受血而能握,指受血而能摄"。也就是说,筋要发挥作用,离不开肝血,肝血充足,筋才能灵活。反过来,手脚关节的运动能够锻炼筋,起到促进气血流通的作用。本处方中的动作比较注重对手腕、手指、脚踝、脚趾等部位的锻炼。

第二节 技术要领与功理作用

预备式

【技术要领】

两脚并拢,两腿自然伸直,两臂自然垂于体侧;胸腹部放松,头颈正直,下颌微收,舌抵上腭;目视前方。(图2-2-1)

【注意事项】

(1)松静站立,自然呼吸。

(2)面容恬静,内心平静。

【功理与作用】

锻炼者通过调整身心,渐入练功状态。

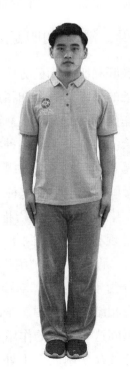

图2-2-1

起　势

【动作来源】

健身气功·马王堆导引术。

【技术要领】

动作一：左脚向左侧开半步，脚尖朝前，两脚距离约与肩同宽；目视前方。（图2-2-2）

动作二：微展肩，同时两掌外旋，掌心向前。（图2-2-3）

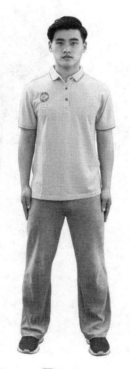

图2-2-2

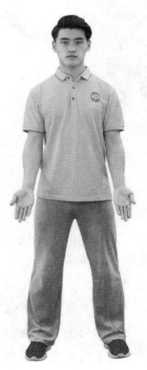

图2-2-3

动作三：两掌自体侧向前缓缓抬起，掌心斜向上，吸气，同时微提踵，两掌上抬至与肚脐同高。（图2-2-4）

动作四：接上一个动作，翻转手腕，掌心向下，两掌缓缓下按至两胯旁，呼气，落踵；脚趾微抓地。（图2-2-5）

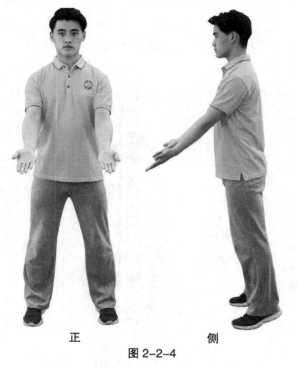

正　　　　　　　　　侧

图2-2-4

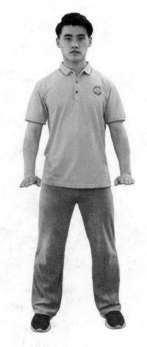

图2-2-5

本式抬掌、按掌为1遍，共做3遍。

【注意事项】

（1）百会穴上领，身体保持中正安舒。

（2）当按掌与抬掌转换时，锻炼者应注意旋腕。

（3）当抬掌时，意守劳宫；当按掌时，意守丹田。

【功理与作用】

（1）锻炼者通过上抬两掌，下按两掌，配合呼吸，可以引导清气上行、浊气下降，逐步进入练功状态。

（2）锻炼者通过有节律地抬掌、按掌、提踵、抓地，可以改善手足末端的气血循环，起到温暖手足的作用。

第一式 引 背

【动作来源】

健身气功·马王堆导引术。

【技术要领】

动作一：接上式，两臂自然垂落于身体两侧；目视前方。（图2-2-6）

动作二：两臂内旋并向前下方插出，身体与手臂约成30°夹角，同时拱背、提踵；拱背时，目视两掌食指指端。（图2-2-7）

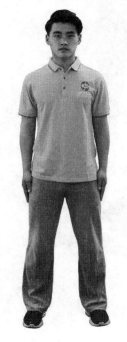

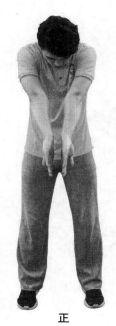

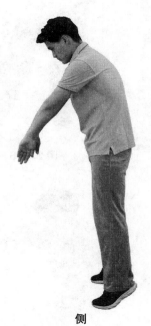

图2-2-6　　　　　　　　　　　　正　　　　图2-2-7　　　侧

动作三：接上一个动作，落踵，重心右移，身体左转45°，屈右腿，左脚向左前方迈步；两臂外旋提起，屈肘后收，以掌背摩肋；目视左前方。（图2-2-8）

动作四：重心前移，两臂经体侧画弧上摆，掌心斜向外，手腕微屈相对，成勾手，高与肩平；右脚脚跟提起，目视前方。（图2-2-9）

动作五：重心后移，右脚脚跟顺势下落，屈右腿，身体后坐；伸臂拱背，目视手腕相对处。（图2-2-10）

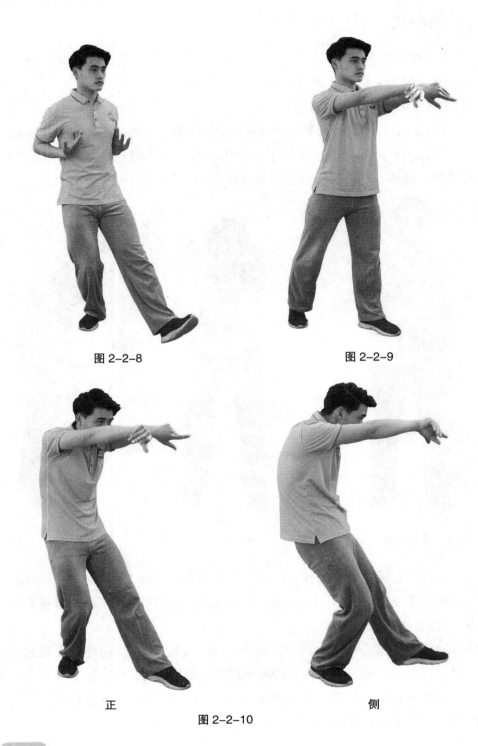

图 2-2-8

图 2-2-9

正

侧

图 2-2-10

动作六：重心前移，顺势提起右脚脚跟，两掌下落并分别按掌于体侧；头上顶，目视远方（图2-2-11）。左脚收回，身体转正，两臂自然垂落于身体两侧；目视前方（图2-2-12）。

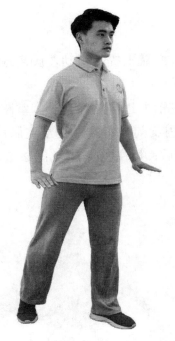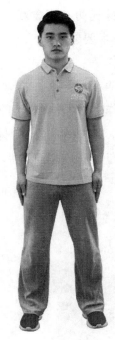

图 2-2-11　　　　　　　　　　图 2-2-12

动作七至动作十一：同动作二至动作六，唯方向相反。

本式一左一右为1遍，共做2遍。

【注意事项】

（1）锻炼者伸臂、拱背要充分，注意眼睛近观和远望的变化。

（2）当锻炼者拱背时，意念从食指指端（商阳穴）经肘外侧（曲池穴）到鼻翼两侧（迎香穴）。

【功理与作用】

（1）伸臂、拱背动作能使肩背部的肌肉得到充分拉伸，有利于改善肩背部不适。

（2）牵拉两肋动作能刺激肝胆，配合近观和远望，有利于预防和缓解眼睛的不适症状。

第二式　熊　晃

【动作来源】

健身气功·五禽戏。

【技术要领】

动作一：接上式，身体重心右移，左髋上提，牵动左脚离地，微屈左膝；两掌握空拳，成"熊掌"；目视前方。（图2-2-13）

动作二：身体重心前移；左脚向左前方迈步落地，全脚掌踏实，脚尖朝前，右腿伸直；身体右转，左臂内旋前靠，左拳摆至左膝前上方，拳心朝左；右臂摆至体后，右拳拳心朝后；目视左前方。（图2-2-14）

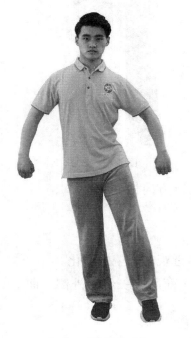

图2-2-13

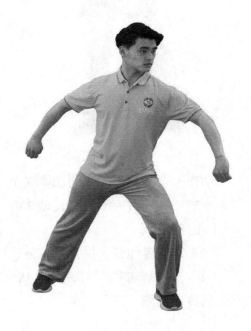

图2-2-14

动作三：身体左转，重心后移；右腿屈膝，左腿伸直；拧腰晃肩，带动两臂前后弧形摆动；右拳摆至左膝前上方，拳心朝右，左拳摆至体后，

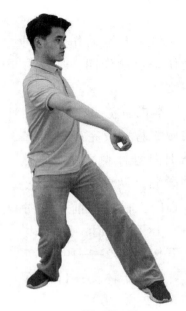

拳心朝后；目视左前方。(图2-2-15)

　　动作四：身体右转，重心前移；左腿屈膝，右腿伸直；左臂内旋前靠，左拳摆至左膝前上方，拳心朝左；右拳摆至体后，拳心朝后；目视左前方（图2-2-16）。左脚后撤一步，开步站立，同时两臂自然垂于体侧（图2-2-17）。

图 2-2-15

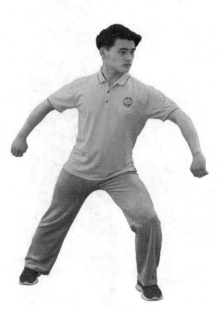

图 2-2-16

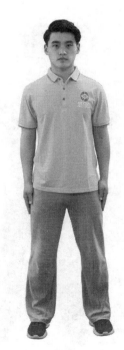

图 2-2-17

动作五至动作八：同动作一至动作四，唯左右相反。

本式一左一右为1遍，共做2遍。做完后，两臂分别向身体侧前方举起，肘微屈，两掌与胸同高，掌心向上；目视前方（图2-2-18）。屈肘，两掌内合下按（图2-2-19）。两臂自然垂于体侧；目视前方（图2-2-20）。

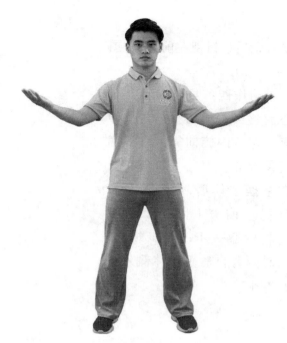

图 2-2-18

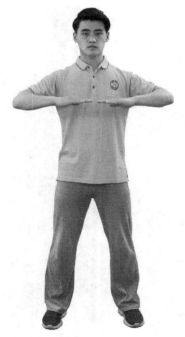

图 2-2-19

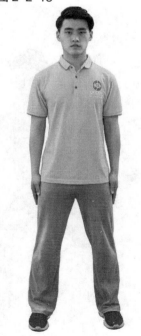

图 2-2-20

【注意事项】

（1）锻炼者需利用腰侧肌群的收缩来牵动大腿上提，按提髋—起腿—屈膝的顺序提脚。

（2）两脚分别向前迈出时，与异侧脚的横向间距稍宽于肩；当身体重心前移时，迈出的脚要全脚掌踏实，使震动感传至髋关节处，体现"熊步"的沉稳、厚实。

【易犯错误】

（1）锻炼者没有做提髋动作，直接屈膝提脚，向前迈步。

（2）当落步时，脚掌用力前踏，使髋关节处没有震动感。

【纠正方法】

（1）锻炼者可先练习左右提髋。方法：两肩保持水平，重心移向右脚，上提左髋，牵动左脚提起，左脚在原处落下；重心移向左脚，上提右髋，牵动右脚提起，右脚在原处落下。锻炼者可以体会腰侧肌群收缩的感觉。

（2）提髋，屈膝，身体重心前移，脚自然落地，全脚掌落地；踝关节、膝关节放松，使震动感传至髋部。

【功理与作用】

（1）身体左右晃动，意在两胁，可调理肝脾。

（2）提髋行走，加上落步的微震，可增强髋关节周围肌肉的力量，提高平衡能力，有助于缓解下肢无力、髋关节损伤、膝痛等症状。

第三式　芙蓉出水

【动作来源】

健身气功·导引养生功十二法。

【技术要领】

动作一：接上式，吸气的同时提肛收腹；两腿并拢（图2-2-21）。左脚向左开步，两脚间距稍宽于肩；两掌掌背相靠于腹前，掌指朝下，目视前方（图2-2-22）。

动作不停，两掌按照腕骨—掌骨—近节指骨—中节指骨—远节指骨的顺序依次卷曲（图2-2-23），然后顺势弹甲（指甲）变掌，并分别向左右分开达于体侧，掌高与肩平，两臂自然伸直，掌心向上；目视前方（图2-2-24）。

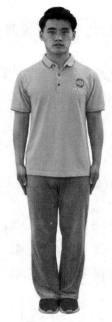

图 2-2-21

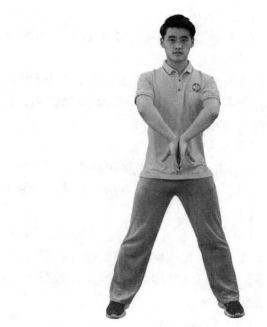

图 2-2-22

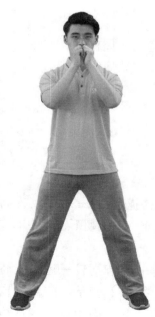

图 2-2-23

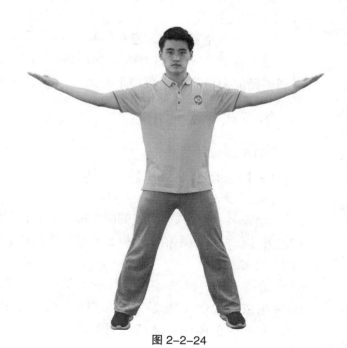

图 2-2-24

动作二：随着呼气，松腹松肛；重心移于左脚，身体左转，同时左掌随左臂内旋屈肘握拳稍下落，拳心朝下；右掌随右臂内旋屈肘握拳，并顺势平摆至身体左前方，拳心朝下；目视右拳。（图2-2-25）

动作不停，右脚向左脚左后方插步，下蹲，成盘根步；同时，左拳下落于左胯旁，左臂屈肘呈弧形，伸腕使拳眼朝下，拳距离胯约30厘米；右拳随身体右转，右臂内旋回屈，收于右肩前，转腕使拳心朝前，拳离肩约30厘米；目视左方。（图2-2-26）

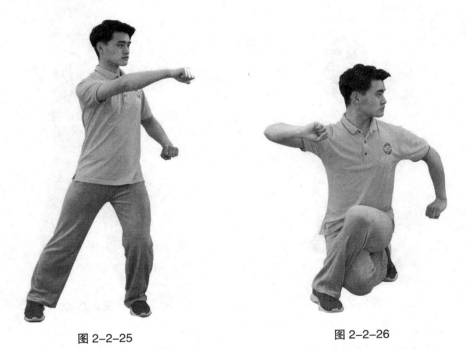

图2-2-25　　　　　　　　　　　图2-2-26

动作三：随着吸气，提肛收腹；两拳变掌，右肘下沉，右前臂向上伸，同时左臂内旋，使两掌掌根相靠并上托于胸前，呈莲花开放状；低

头，目视掌根相靠处。（图2-2-27）

　　动作不停，起身，右脚向右开步，两腿逐渐伸直，同时两掌继续向上顺势托起，两臂自然伸直；抬头，目视掌根相靠处。（图2-2-28）

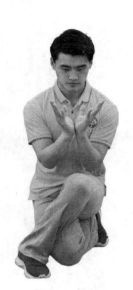

图2-2-27

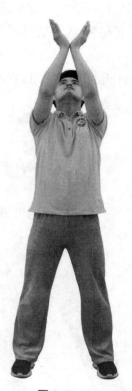

图2-2-28

　　动作四：呼气的同时松腹松肛，然后两掌自然展开，分别向左右分开达于体侧，掌高与肩平，两臂自然伸直，掌心向下；重心移至右脚，右腿稍屈，左腿伸直（图2-2-29）。左脚向右脚并拢，两腿由屈逐渐伸直；两臂下落，垂于体侧；目视前方，左腿伸直（图2-2-30）。

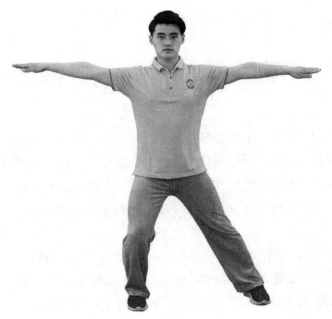

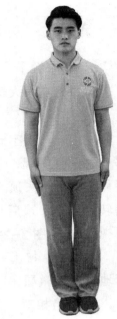

图 2-2-29   图 2-2-30

动作五至动作八：同动作一至动作四，唯左右相反。

本式一左一右为 1 遍，共做 2 遍。

【注意事项】

（1）当锻炼者卷指、弹甲时，肩、肘、腕、指等各部位动作要连贯不滞、儒雅大方。

（2）当锻炼者下蹲成盘根步时，一臂屈于同侧胯旁，另一臂屈收于同侧肩前，整个过程要上下协调、手足相顾，既如莲藕茎盘地下，又似芙蓉飘摇飞舞，轻松自如。

（3）随着身体直起，两掌掌根相靠上托，好像荷花在阵阵微风的吹拂下从清池中浮起。

（4）当左脚并步时，宜百会穴上顶，沉肩顺颈，沉肘带手垂于体侧。

【功理与作用】

（1）疏通手三阴经和手三阳经，有助于强心益肺、润肠化结、调理三焦等。

（2）疏通足三阴经和足三阳经，有助于和脾健胃、舒肝利胆、固肾壮腰等。

（3）此式为全身性运动，有助于增强五脏六腑的机能。

第四式　开胯势

【动作来源】

健身气功·大舞。

【技术要领】

动作一：接上式，重心右移，左腿提膝向左前方约30°上步，成左弓步；两臂侧起，掌心向后，侧起至与身体成45°夹角时，两臂外旋并经体侧平举至头顶前上方（约与头部成30°角），肘微屈；掌心逐渐由向后转到向上，最后相对。两掌相距约20厘米，掌指斜向上。配合吸气，目视前方。（图2-2-31）

动作二：接上一个动作，动作不停。右脚上步至左脚内侧，前脚掌着地，左膝微屈，同时沉肩坠肘，两掌下落至额前，与额头相距约5厘米，掌心仍相对，但间距缩小为10厘米左右，掌指向上；目视前方。（图2-2-32）

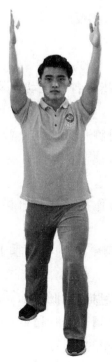

图2-2-31

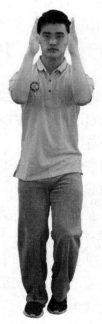

图2-2-32

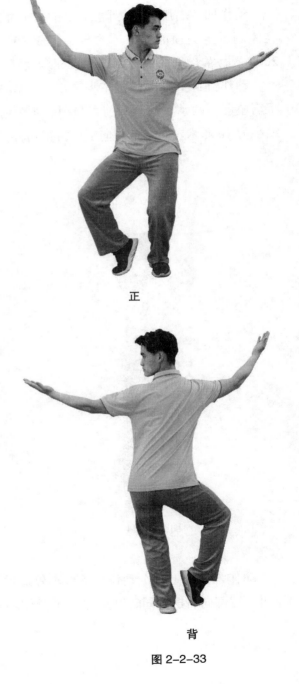

动作三：接上一个动作，动作不停。重心在左脚，屈膝（约45°）下蹲，臀部向左摆。以右脚前脚掌为支点，右膝外开，带动右腿外旋，牵引右胯；两臂向两侧展开，两掌外撑，左掌向左撑至与肩同高，掌心向右上方，掌指向左上方，左臂肘微屈，呈弧形；右掌撑至右上方（约与地面成45°角），右臂肘微屈，呈弧形，掌心向玉枕穴，掌指向上。配合呼气，动作略停，目视左手。（图2-2-33）

正

背

图 2-2-33

动作四：右腿提膝，随后向右后方约30°的方向退步；同时，两臂经体侧举至头顶前上方（约与头部成30°角），两掌掌心相对，相距约20厘米，掌指斜向上，肘微屈；配合吸气，目视前方。（图2-2-34）

动作五：重心后移，左脚退步至右脚内侧，前脚掌着地，右膝微屈；沉肩坠肘，两掌下落至额前，与额头相距约5厘米，掌心仍相对，但间距缩小为10厘米左右，掌指向上。目视前方。（图2-2-35）

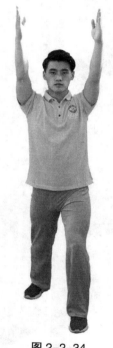

图 2-2-34

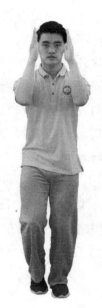

图 2-2-35

动作六：接上一个动作，动作不停。重心在右脚，微屈膝（约45°）下蹲，臀部向右摆，同时以左脚前脚掌为支点，左膝外开，带动左腿外旋，

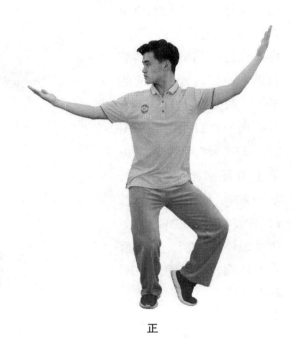

正

牵引左胯；两臂向两侧展开，两掌外撑，右掌向右撑至与肩同高，掌心向左上方，掌指向右上方，右臂肘微屈，呈弧形；左掌撑至左上方（约与地面成45°角），左臂肘微屈，呈弧形，掌心向玉枕穴，掌指向上。配合呼气，动作略停，目视右手。（图2-2-36）

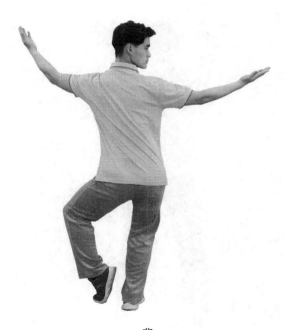

背

图2-2-36

动作一至动作六重复2遍，然后左脚向左开步，两脚间距与肩同宽，两膝自然伸直。两臂展开成侧平举，肘微屈，掌心向上，掌指向外，目视前方（图2-2-37）。然后两臂向头顶上方环抱，掌指相对，掌心斜向下，配合呼吸，目视前方（图2-2-38）。两掌经体前下按，自然垂落于体侧，目视前方（图2-2-39）。

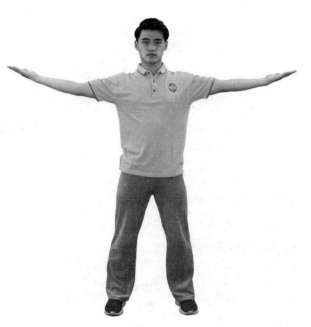

图 2-2-37

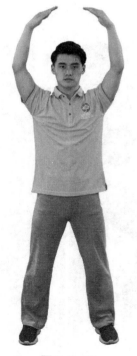

图 2-2-38

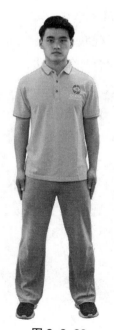

图 2-2-39

【注意事项】

（1）当锻炼者向左（右）摆臀和外旋右（左）腿时，其动作要做到位，并且要有左右的撑劲。

（2）当两臂展开时，肩胛要向左右拉开，同时头向左（右）平转。

（3）当臀部左右摆动时，胁肋部的两侧协调引伸，带动尾椎至颈椎逐节拔伸，动作要柔中带刚。

（4）上步、退步要平稳，动作应缓慢。

（5）锻炼者在做脊柱侧屈伸时，要根据身体的柔韧性确定动作幅度，不可强求。

【功理与作用】

（1）本式通过开合旋转来拉伸肩、髋，可起到以大关节带动小关节、以点带面的作用，以通利关节。

（2）在开胯时，脊柱通过做侧屈、侧伸及两臂左右伸展牵引胁肋部，配合足部点地外旋，以起到疏肝理气、疏导气血的作用，并增强下肢力量，提高平衡能力。

第五式 青龙探爪势

【动作来源】

健身气功·易筋经。

【技术要领】

动作一：接上式，两臂由体侧缓缓上举至侧平举，掌心向上；五指自然分开，拇指、小指、无名指、中指、食指依次内收；两手握固，两臂屈肘内收至腰间，拳轮贴于章门穴，拳心向上；目视前方（图2-2-40）。右拳变掌，右臂伸直（图2-2-41），经下向右、向上抬起，略高于肩，掌心向上；目随手动（图2-2-42）。

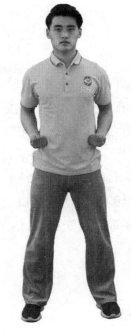

图2-2-40

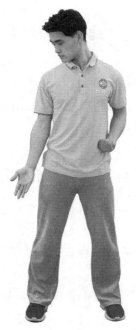

图 2-2-41

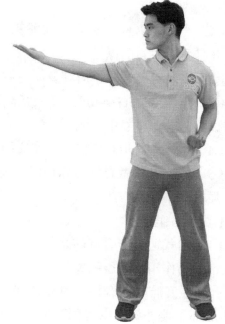

图 2-2-42

动作二：右臂屈肘、屈腕，右掌变"龙爪"，掌指斜向左（图 2-2-43），经下颌向身体左侧水平伸出，躯干随之向左转约 90°。转身过程中，口吐"嘘"字音，目随手动（图 2-2-44）。

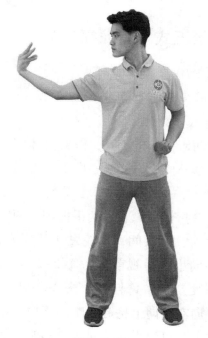

图 2-2-43

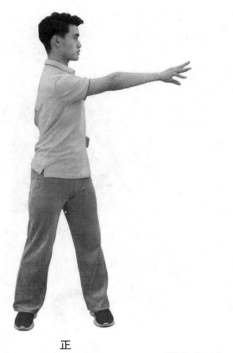
正

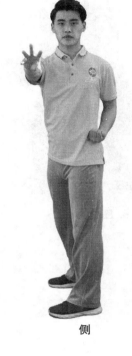
侧

图 2-2-44

动作三：右掌的"龙爪"变掌，右臂屈肘摆至左胸前。上体左前屈，右掌掌心向下按至左脚外侧，目视下方（图 2-2-45）。躯干由左前屈转至体前屈，并带动右手经左脚前画弧至右脚外侧（图 2-2-46），右臂外旋至掌心向前，随后握固；目随手动视下方（图 2-2-47）。

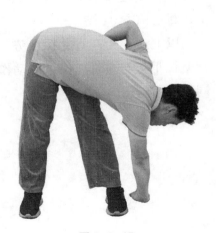

图 2-2-45

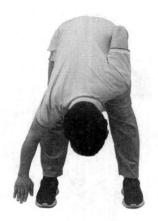

图 2-2-46

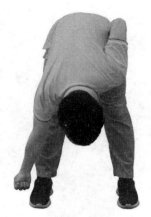

图 2-2-47

动作四：上体抬起，直立；右拳随上体抬起收于章门穴，拳心向上；目视前方。（图 2-2-48）

以上动作为左青龙探爪势。右青龙探爪势与左青龙探爪势动作相同，唯方向相反。

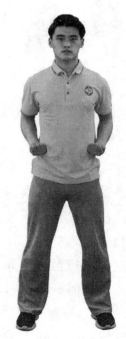

图 2-2-48

【注意事项】

（1）伸臂探爪、下按画弧、力注肩背的动作要自然、协调，一气呵成。

（2）目随"爪"走，意存"爪"心。

（3）年老者和体弱者在前俯下按或画弧时，可根据自身状况调整幅度。

【易犯错误】

（1）当身体前俯时，动作幅度过大，重心不稳，两膝弯曲。

（2）在做"龙爪"时，五指弯曲。

【纠正方法】

（1）前俯动作幅度要适宜，直膝。

（2）五指伸直分开，拇指、食指、中指、无名指和小指内收，力在"爪"心。

【功理与作用】

（1）中医认为两胁属肝，"肝藏血，肾藏精"，二者同源。转身、左右探爪及身体前屈可使两胁交替松紧开合，达到疏肝理气、调畅情志的功效。

（2）改善腰部及下肢肌肉的活动机能。

第六式　攒拳怒目增气力

【动作来源】

健身气功·八段锦。

【技术要领】

动作一：重心右移，左脚向左开步，两腿屈膝半蹲，成马步；两拳握固抱于腰侧，拇指在内，拳眼向上；目视前方。（图2-2-49）

动作二：左拳向前冲出，与肩同高，拳眼向上；脚趾抓地，怒目瞪眼，目视左拳。（图2-2-50）

动作三：左臂内旋，左拳变掌，掌指向前，掌心向左；然后左臂外旋，肘关节微屈，同时左掌向左缠绕，变掌心向前，掌指向下；目视左掌。（图2-2-51）

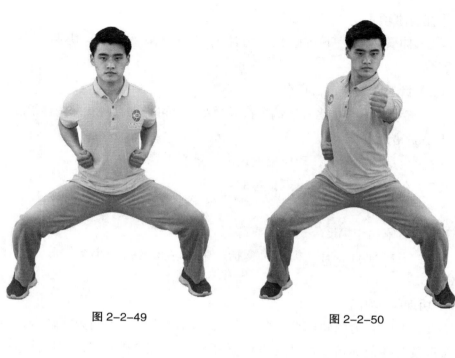

图 2-2-49 图 2-2-50

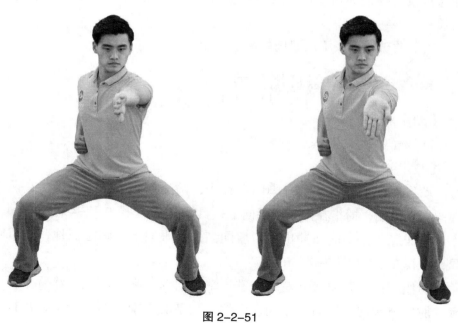

图 2-2-51

动作四：左掌变拳，握固，拇指在内，拳眼向上，目视左拳（图2-2-52）；然后左臂屈肘回收至腰侧，目视前方（图2-2-53）。

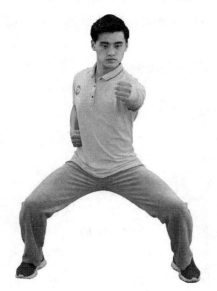

图 2-2-52

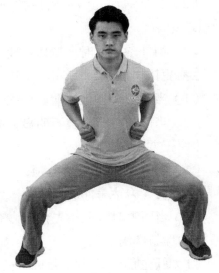

图 2-2-53

动作五至动作八：同动作一至动作四，唯左右相反。

本式一左一右为1遍，共做2遍。做完后，重心右移，左脚回收，成并步站立（图2-2-54），两拳变掌，两臂自然垂于体侧；目视前方（图2-2-55）。

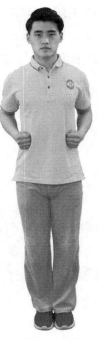

图 2-2-54

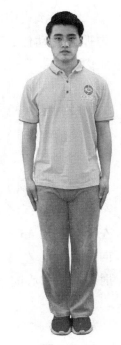

图 2-2-55

【注意事项】

（1）关于马步的高低，锻炼者可根据自己的腿部力量灵活调整。

（2）当冲拳时，锻炼者应拧腰顺肩，力达拳面，同时怒目圆睁，脚趾抓地。

（3）当冲拳回收时，锻炼者要旋腕，使五指用力抓握。

【易犯错误】

（1）当冲拳时，上体前俯，端肩，掀肘。

（2）当回收时，旋腕不明显，抓握无力。

【纠正方法】

（1）当冲拳时，头向上顶，上体立直，肩部松沉，肘关节微屈，前臂贴肋前送，力达拳面。

（2）当回收时，五指先伸直，充分旋腕，再屈指用力抓握。

【功理与作用】

（1）肝主筋，开窍于目。该式动作中的"怒目瞪眼"可刺激肝经，有舒肝益肝、益睛明目的作用。

（2）该式中的两腿半蹲、脚趾抓地、两手攒拳、旋腕、手指逐节强力抓握等动作，可刺激十二经脉和督脉在这些部位的腧穴，同时使全身肌肉、韧带受到静力牵张刺激。长期锻炼可使全身肌肉结实、气力增加。

第七式　揉脊势

【动作来源】

健身气功·大舞。

【技术要领】

动作一：接上式，重心左移，左脚向左开步，两脚间距略宽于肩，左腿屈膝约45°，右脚随后向左脚移动，落地时前脚掌着地；两臂向上、向左摆动，左臂摆至与肩同高，掌心向下，掌指向左；右臂摆至胸前，肘微屈，掌心向下，掌指向左。配合吸气，目视左手。（图2-2-56）

动作二：动作不停，左腿保持屈膝，右脚以前脚掌为轴旋转，带动右膝外展，转至脚尖向右，同时臀向左摆，躯干向右侧倾斜约 45°，带动左臂向上、向右摆至右上方，约与地面成 45° 角，肘微屈，掌心向上，掌指向右；右手举至左腋下，其劳宫穴与大包穴同高，两穴相距约 10 厘米，右臂屈肘虚腋。配合呼气，目随左手。当躯干向右侧倾斜时，向右转头，配合呼气，动作略停，目视右下方。（图 2-2-57）

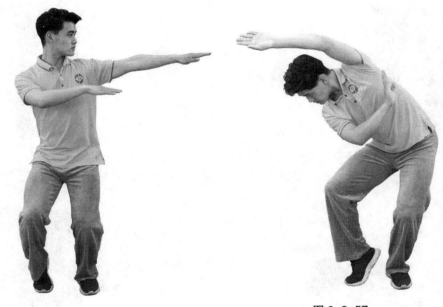

图 2-2-56　　　　　　　　　　　　　　图 2-2-57

动作三：接上式，按原来的动作路线返回动作一。（图 2-2-58）

动作四：重心右移，右脚向右开步，两脚间距略宽于肩，右腿屈膝约 45°，左脚随后向右脚移动，落地时，前脚掌着地；两臂向上、向右摆动，右臂摆至与肩同高，掌心向下，掌指向右；左臂摆至胸前，肘微屈，掌心向下，掌指向右。配合吸气，目视右手。（图 2-2-59）

动作五：同动作二，唯左右相反。（图 2-2-60）

动作六：从动作五最后的定势，按原来的动作路线返回动作四。（图 2-2-61）

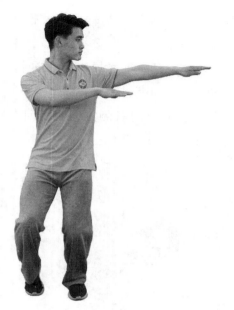

图 2-2-58

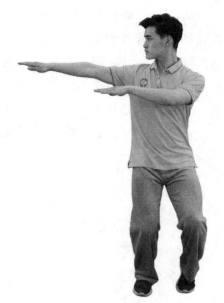

图 2-2-59

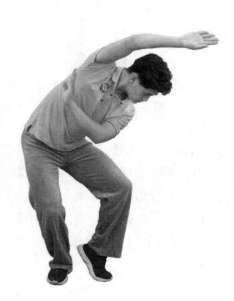

图 2-2-60

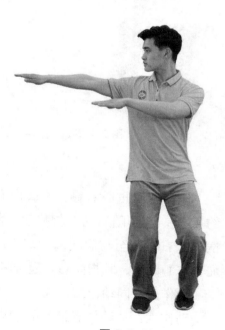

图 2-2-61

本式一左一右为 1 遍，共做 2 遍。随后，重心移至左脚，收右脚，并步站立，两臂垂于体侧，目视前方。（图 2-2-62）

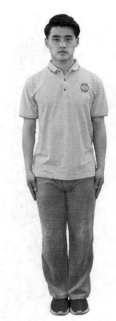

图 2-2-62

【注意事项】

（1）锻炼者在起脚及落脚时应轻起轻落，在收髋提膝时应以腰带动。

（2）两臂在向右或向左旋转摆动时，从腰至胸、从肩至手，节节引动，其动作应柔缓、飘逸。

（3）锻炼者做动作要配合呼吸，即在手臂起时吸气，在落时呼气。

（4）左右移步要平稳，动作幅度因人而异。

（5）上下动作相随、不脱节。

【功理与作用】

（1）脊柱左右侧屈、伸展能增强关节周围韧带的伸展性、弹性和肌肉力量，以维护关节的稳定性。

（2）侧屈、侧伸和腿的外旋有助于疏肝理气、宣发肺气。

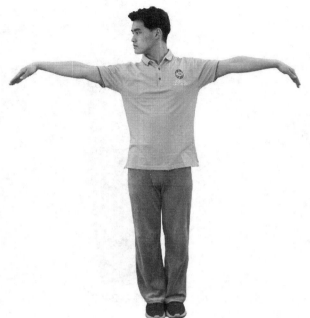

图 2-2-63

第八式　平沙落雁

【动作来源】

健身气功·导引养生功十二法。

【技术要领】

动作一：随着吸气，提肛收腹，舒胸展体；两臂侧平举至与肩同高，腕关节上挑，使两臂呈弧形，掌心斜向下；目视右腕顶部。（图 2-2-63）

动作不停，重心移至右脚，左脚向右脚的右后方插步，前脚掌着地；两掌随两肘下沉以弧形回收，掌高与肩平，掌心朝下；目视右掌。（图 2-2-64）

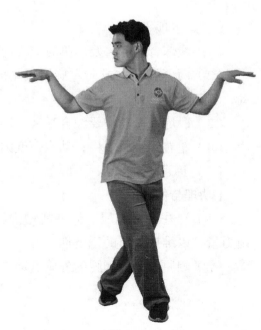

图 2-2-64

动作二：随着呼气，松腹松肛；两腿下蹲成盘根步；两臂伸直，两掌随之坐腕、弧形侧推，约与肩平，掌心朝外，掌指朝上；目视右掌。（图2-2-65）

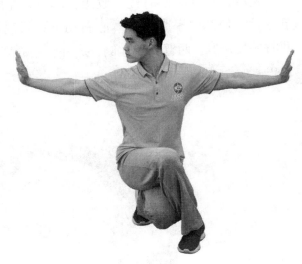

图 2-2-65

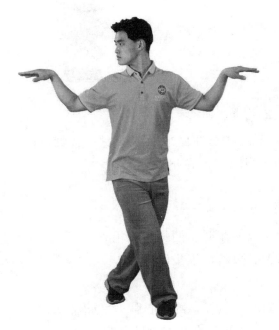

图 2-2-66

动作三：随着吸气，提肛收腹；两腿稍起，舒胸展体（左脚仍插步于右脚右后方）；同时，两掌分别向两侧伸出，两臂自然伸直，掌心朝下，继而两掌随两肘下沉以弧形回收，掌高与肩平，掌心朝下；目视右掌。（图2-2-66）

动作四：同动作二。

随后，吸气的同时提肛收腹；起身，左脚收回，与右脚并拢；腕关节上挑，使两臂呈弧形，掌心斜朝下；目视右掌（图 2-2-67）。呼气的同时松腹松肛，两臂垂于体侧，成并步站立姿势；转头，目视正前方（图 2-2-68）。

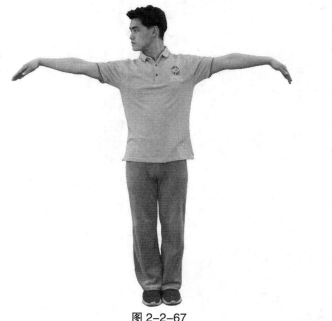
图 2-2-67

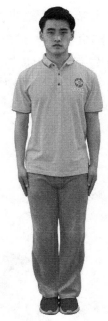
图 2-2-68

动作五至动作八：同动作一至动作四，唯左右相反。

本式一左一右为1遍，共做2遍。注意在做最后一遍时，右脚收回后的姿势不是并拢，而是两脚间距与肩同宽，成开立站立。

【注意事项】

（1）精神集中，意守劳宫。

（2）起吸落呼，周身要放松；做盘根步时，两腿内侧相靠。

（3）锻炼者根据自己的身体状况，可将盘根步做成歇步。

【功理与作用】

（1）意守劳宫，有助于调理手厥阴心包经，舒缓心脏，平调血液。

（2）两腿屈伸、下蹲成盘根步的动作有助于疏通足三阴、足三阳经脉，对脾、胃、肝、胆、膀胱、肾等脏腑机能的提高有一定的作用。

收 势

【动作来源】

健身气功·马王堆导引术。

【技术要领】

动作一：两臂分别向两侧摆起，约与髋同高，掌心向后，掌指向下；目视前方。（图 2-2-69）

动作二：接上一个动作，两臂外旋，两掌向前合抱于胸前，呈抱球状，掌心向内，与膻中穴同高；掌指相对，距离约 10 厘米；目视前方。（图 2-2-70）

动作三：两掌继续内收，向上翻掌，掌心向上；两肩外展，两掌内旋，以掌背摩肋；目视前方。（图 2-2-71）

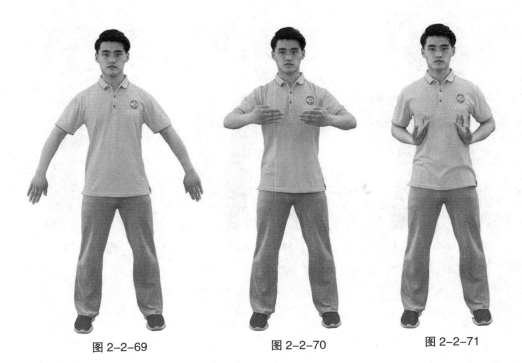

图 2-2-69   图 2-2-70   图 2-2-71

动作四：接上一个动作，两臂外旋，两掌向前合抱于上腹前，呈抱球状，掌心向内，与中脘穴同高；掌指相对，间距约为10厘米；目视前方。（图2-2-72）

动作五：同动作三。

动作六：接上一个动作，两臂外旋，两掌由后向前画弧，最后虎口交叉相握，叠放在肚脐处（神阙穴），掌心向内，右手在外，左手在内；目视前方。（图2-2-73）

动作七：两掌松开，沿带脉分开至腰侧下按；目视前方。（图2-2-74）

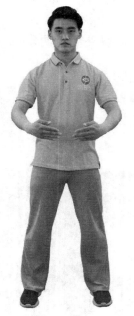
图2-2-72

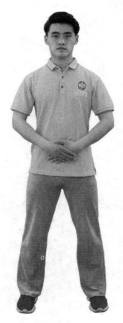
图2-2-73

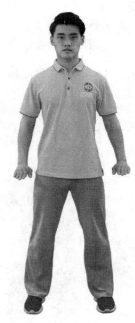
图2-2-74

动作八：两臂自然垂于体侧（图2-2-75），左脚收回，并步站立，目视前方（图2-2-76）。

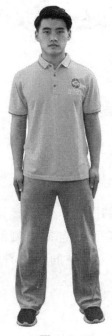

图2-2-75

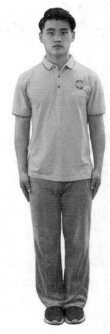

图2-2-76

【注意事项】

（1）当两掌于体前合抱时，身体重心随动微移。

（2）两掌的掌心依次对着胸部（膻中穴）、上腹部（中脘穴）、脐部（神阙穴），然后向下按掌。

（3）当下按时，意守涌泉。

【功理与作用】

（1）意守涌泉，平和气息。

（2）引气归元，静养心神。

第三章　壮腰固肾运动处方

第一节　理论指导

一、腰

腰是人体的胯上肋下的部分，分布在脊柱的两侧，介于髋骨和假肋之间。它是人体最重要的连接部位，人体的许多活动都需要腰部的支撑和传导。腰部是易发生急性和慢性损伤的部位，常见的损伤有腰扭伤、腰椎间盘突出症、腰肌劳损等。

二、肾

肾是五脏之一，位于腰部脊柱两旁。肾的一项主要生理机能是藏精。肾能够为精气的闭藏，以及精气在体内充分发挥其应有的生理效应创造良好的条件，确保精气不会无故流失，以避免影响机体的生长、发育和生殖能力。肾的精气，从其作用来说，包含肾阴、肾阳两个方面。肾阴又称"元阴""真阴"，也称"命门之水"，是人体阴液的根本，对各脏腑组织起着濡润、滋养的作用；肾阳又称"元阳""真阳"，也称"命门之火"，是人体阳气的根本，对各脏腑组织起着温煦、鼓动的作用。肾阴和肾阳在人体内相互制约、相互依存，以维持人体生理上的动态平衡。例如，太极拳运动讲究"以腰为主宰，全身上下相随"，强调肾的重要作用。肾内精气充沛，阴阳平衡，可充分发挥"先天之本"的作用。肾通过一系列的锻炼，可使人体实现阴阳调和。

肾的另一项重要生理机能是主纳气。人的呼吸运动虽然由肺所主，但还有赖于肾气的摄纳。《类证治裁·喘证论治》说："肺为气之主，肾为气之根，肺主出气，肾主纳气，阴阳相交，呼吸乃和。"

三、腰与肾的关系

腰为肾之府，肾生髓主骨。肾气、肾精增强能温养腰部；腰部受温养，有益于其所处经络和穴位的畅通，也有益于肾气、肾精的化生机能。

中老年人随着年龄的增长，脊柱逐渐变短，腰椎受到压迫，导致肾的活动空间变小，其生理机能也受到影响，人体因此会慢慢出现"肾虚"的各种症状，腰痛是其中之一。

中医认为，腰痛的原因很多，如肾虚、风湿、寒湿、劳损、气滞血瘀、外伤等，但其共同机理不外乎经脉、筋骨、肌肉的功能失调导致气血瘀滞，或者局部组织失养而引起腰痛。腰痛病较为常见，常以肾虚精气不足为根本原因，其他原因多为附加因素。

肾虚一般是指肾阳虚。肾阳虚又称命门火衰，多由素体阳虚、年高肾亏、久病及肾、房劳过度损耗肾阳所致，肾精亏虚、骨髓不充便会导致腰膝酸痛等症状。治疗这种肾阳虚所致的腰痛之症，关键在于补肾温阳，以强壮肾阳。肾阳壮盛，发挥温煦生化机能，有利于缓解肾阳虚、腰腿痛之症。

若肾气盛，肾精足，则腰部功能强健，腰部的经脉、筋骨、肌肉自不会被邪所伤。否则腰痛病无由而发。

四、壮腰固肾运动处方概述

防治腰痛，首先要强肾健腰。《索问·脉要精微论》写道："腰者，肾之府，转摇不能，肾将惫矣。"这强调了腰部活动对肾机能的作用。壮腰固肾运动处方的动作主要是腰部动作，即通过锻炼腰椎、脊柱进而达到壮腰固肾的目的。

第二节　技术要领与功理作用

预备式

【技术要领】

两脚并拢，两膝自然伸直，两手自然垂于体侧；胸腹放松，头颈正直，下颌微收，舌抵上腭；目视前方。（图 3-2-1）

【注意事项】

（1）松静站立，自然呼吸。

（2）面容恬静，内心平静。

【功理与作用】

锻炼者通过调整身心，渐入练功状态。

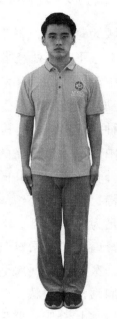

图 3-2-1

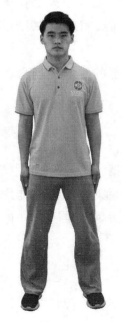

图 3-2-2

起　势

【动作来源】

健身气功·易筋经。

【技术要领】

动作一：左脚向左开半步，脚尖朝前，两脚距离约与肩同宽；目视前方。（图 3-2-2）

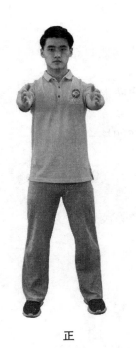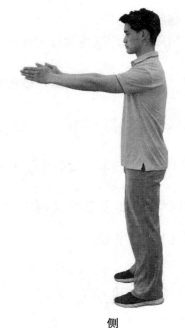

动作二：两臂自体侧向前平举，两臂约与胸同高，掌心相对，指尖向前。（图3-2-3）

正　　　　　　　侧

图 3-2-3

动作三：两臂屈肘，自然回收，指尖指向斜前上方约30°；两掌合于胸前，距胸部约10厘米（约一拳距离），掌根与膻中穴同高，虚腋；目视前下方。动作稍停。（图3-2-4）

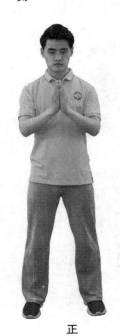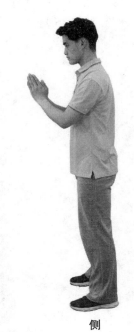

正　　　　　　　侧

图 3-2-4

【注意事项】

（1）锻炼者应松肩，虚腋。

（2）两掌合于胸前，稍停片刻，以达到气定神敛之功效。

【易犯错误】

当两掌内收于胸前时，锻炼者或耸肩抬肘，或松肩坠肘。

【纠正方法】

锻炼者的动作应自然放松，注意调整幅度，应虚腋如挟一个鸡蛋。

【功理与作用】

（1）古人云："神住气自回。"两掌相合的动作可起到气定神敛、均衡气息的作用。

（2）改善神经、体液调节机能，促进血液循环，消除疲劳。

第一式　背摩精门＋吹字诀

【动作来源】

健身气功·十二段锦、健身气功·六字诀。

【技术要领】

动作一：两掌上下拧转翻落 9 遍，两掌压紧，搓热掌心，目视前方。（图 3-2-5）

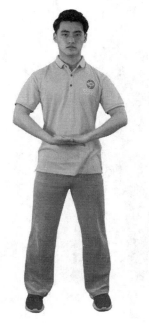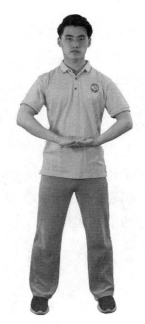

图 3-2-5

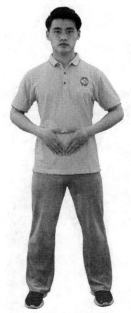

动作二：两掌分开，掌心轻贴于腹部，指尖斜向下，虎口相对，目视前方（图3-2-6）；两掌沿带脉向后摩运至后腰部，掌心贴靠于后腰，指尖相对斜向下，做上下连续摩擦动作，目视前方（图3-2-7）。

图 3-2-6

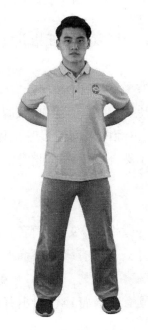

正

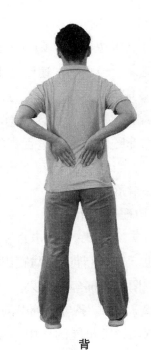

背

图 3-2-7

动作三：两腿屈膝下蹲，同时发出"吹"的声音，两掌向下沿腰骶、大腿外侧下滑、前摆，屈肘提臂环抱于腹前，约与肚脐相平，掌心向内，掌心相对，目视前方。（图3-2-8）

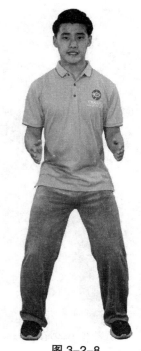

图 3-2-8

【注意事项】

（1）当搓手时，闭气，两掌压紧、搓热。当摩背时，五指并拢，掌心中空，上轻下重，速度适中。

（2）"吹"字，读音为chuī，平声，属唇音。吹字诀的口型如下：舌体、嘴角后引，槽牙相对，两唇向两侧拉开、收紧。发声吐气时，气息从喉部呼出后，经过舌头的两边绕到舌下，再经两唇间慢慢呼出体外。

（3）当锻炼者屈膝下蹲两掌下滑时，两臂要自然松垂。此时锻炼者应体会滑落感。

【功理与作用】

（1）"精门"一词出自《修真十书·钟离八段锦法》："精门者，腰后外肾也。"摩擦肾俞穴与腰眼可温通经络，补肾益气，有缓解腰痛、下肢无力、阳痿、痛经等效果。

（2）"吹"字与五脏中的肾相应。吹字诀具有疏通肾经、泄出肾的浊气、调理肾脏机能的作用。

（3）两掌对腰腹部的摩按动作具有壮腰健肾、延缓衰老的作用。

第二式　引　腰

【动作来源】

健身气功·马王堆导引术。

【技术要领】

动作一：接上式，两掌分开，掌心轻贴腹部，指尖斜向下，虎口相对，同时两膝伸直（图3-2-9），两掌沿带脉向后摩运至后腰部，掌心轻贴腰眼，指尖斜向下；目视前方（图3-2-10）。

动作二：两掌掌心抵住后腰，四指用力前推，上体后仰；目视前方。（图3-2-11）

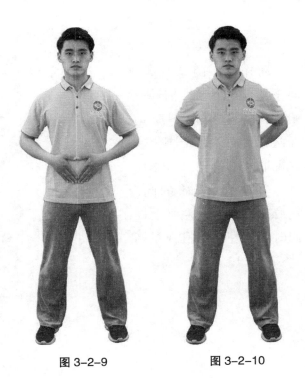

图 3-2-9　　　　　　图 3-2-10

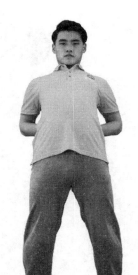
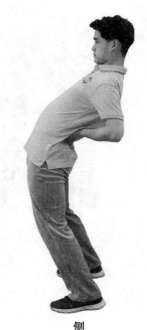

正　　　　　　侧

图 3-2-11

67

动作三：两掌自腰部向下摩运至臀部；上体前俯，两掌继续向下摩运，经两腿后面垂落于脚尖前；目视下方。（图3-2-12）

动作四：转腰的同时左肩上提，带动左掌上提，同时头向左转；目视左侧。（图3-2-13）

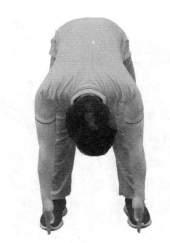

图3-2-12

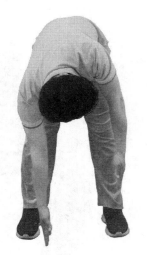

正

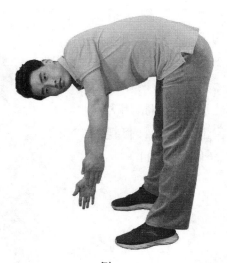

侧

图3-2-13

动作五：转腰落左肩，落左掌，同时头转正；目视下方。（图3-2-14）

动作六：上体立起，两掌内旋，掌背相对沿身体中线上提至胸前并与胸平；目视前方。（图3-2-15）

动作七：两掌下落至腹前分开，轻贴腹部，指尖斜向下，虎口相对，沿带脉向后摩运至后腰部。两掌抵住后腰，四指用力前推，上体后仰；目视前方。（图3-2-16）

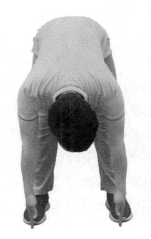

图3-2-14

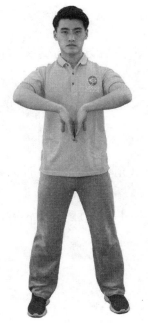

图3-2-15

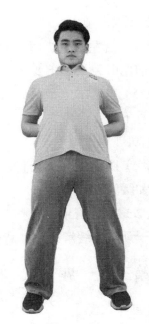

图3-2-16

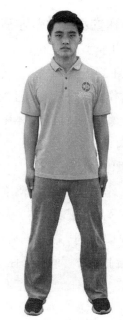

动作八至动作十一：同动作三至动作六，唯左右相反。

本式一左一右为1遍，共做2遍。第2遍结束时，两臂自然垂落于体侧，两脚开步站立；目视前方。（图3-2-17）

图 3-2-17

【注意事项】

（1）当左肩上提时，右掌保持不动，转腰抬肩方向与转头方向要一致。前俯时，头部不要低垂。

（2）当两掌上举时，意念从脚底（涌泉穴）经膝关节内侧（阴谷穴）至锁骨下沿（俞府穴）。

【功理与作用】

（1）躯体的前俯后仰、侧屈扭转动作可以充分锻炼腰背肌，有利于预防和缓解腰部不适。

（2）在前俯到位后拧转颈项，不仅可以加大牵拉腰背肌的力量，还有利于预防和缓解颈部、背部不适。

第三式 鹿 抵

【动作来源】

健身气功·五禽戏。

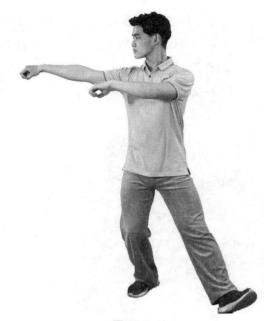

【技术要领】

动作一：接上式。两膝微屈，身体重心移至右腿，左脚经右脚内侧向左前方迈步，脚跟着地；上体稍右转，两手握空拳向右侧摆起，拳心向下，高与肩平；目视右拳随拳动。（图3-2-18）

图 3-2-18

动作二：身体重心前移，左腿屈膝，左脚脚尖外展踏实，右腿蹬直，同时，上体左转，两掌成"鹿角"向上、向左、向后画弧，掌心向外，指尖朝后；左臂弯曲外展平伸，肘抵靠左腰侧，右臂举至头前上方，向左后方伸抵；目视右脚脚跟。（图3-2-19）

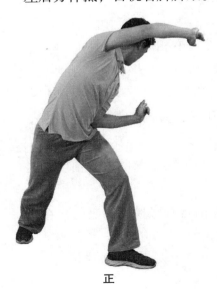

正

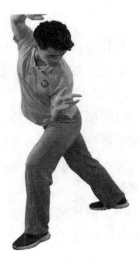

侧

图 3-2-19

动作三：上体右转，重心右移；两臂向上、向右画弧，两手握空拳下落，拳心向下，高与肩平；目视右拳随拳动。（图3-2-20）

动作四：左脚收回，开步站立；两臂向下画弧落于体侧；目视前方。（图3-2-21）

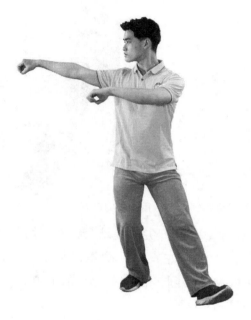

图 3-2-20

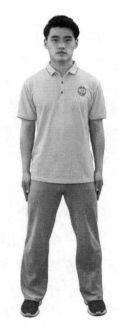

图 3-2-21

动作五至动作八：同动作一至动作四，唯左右相反。

本式一左一右为1遍，共做2遍。

【注意事项】

（1）腰部侧屈拧转，侧屈的一侧腰部要压紧，另一侧腰部要借助上举手臂时后伸，以得到充分牵拉。

（2）后脚脚跟要踏实，固定下肢位置，加大腰腹部的拧转幅度，运转尾闾穴。

（3）锻炼者在做动作时可配合呼吸，在两臂画弧摆动时吸气，在向后伸抵时呼气。

【易犯错误】

（1）当腰部侧屈拧转时，上体过于前倾。

（2）腰部侧屈幅度不够，眼睛看不到后脚脚跟。

【纠正方法】

（1）后腿沉髋，有助于上体挺直，可加大腰部的拧转幅度。

（2）重心前移，增加前腿膝关节弯曲度，同时加大上举手臂向后下方伸展的幅度。

【功理与作用】

（1）腰部侧屈拧转的动作使整个脊椎充分旋转，可增强腰部力量，也可防止腰部多余脂肪沉积。

（2）目视后脚脚跟，加大腰部在拧转时的侧屈幅度，可缓解腰椎小关节紊乱等病症。

（3）中医认为："腰为肾之府。"运转尾闾穴，可起到强腰补肾、强筋健骨的功效。

第四式　纪昌贯虱

【动作来源】

健身气功·导引养生功十二法。

【技术要领】

动作一：接上式。两脚并步站立（图3-2-22），两手抱拳于腰间（图3-2-23）；随着吸气，提肛收腹；重心移至右脚，右腿半蹲，左脚向左开一大步，脚尖朝前，两腿随之伸直；两拳变掌，坐腕前推，两臂自然伸直，手腕约与肩齐平，两掌之间的距离与肩同，掌指朝上；目视两掌（图3-2-24）。

动作二：随着呼气，松腹松肛；上体左转；左腿屈膝下蹲，右腿伸直，右脚脚跟侧蹬；两掌先轻握拳（方拳）随上体左转平移至身后，左臂放松，高与肩平，右臂弯曲，屈肘于左胸前；眼看左拳。

手脚动作不停，上体继续左转；两拳紧握，手抠劳宫穴，左臂伸直，左拳侧伸；右拳拉至右胸前，沉髋舒胸；目视左拳。（图3-2-25）

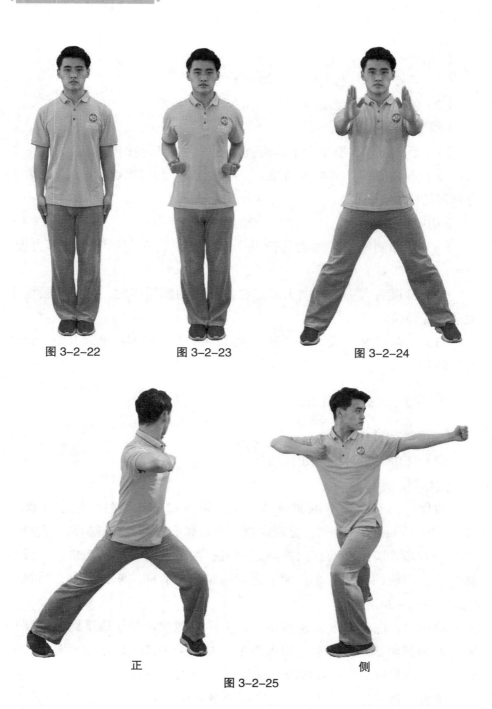

图 3-2-22　　　　　　图 3-2-23　　　　　　图 3-2-24

正　　　　　　　　　　　　侧

图 3-2-25

动作三：随着吸气，提肛收腹；上体向右转正，右脚脚跟内旋使脚尖朝前，继而右腿弯曲，重心移至右脚；两拳变掌随两臂内旋顺势平移至身前，两臂伸直，高与肩平，掌心朝下；目视两掌。（图3-2-26）

动作四：随着呼气，松腹松肛；左脚向右脚并拢，两腿由屈逐渐伸直；两掌下落顺势握拳（方拳）收于腰侧，拳心朝上；眼平视前方。（图3-2-27）

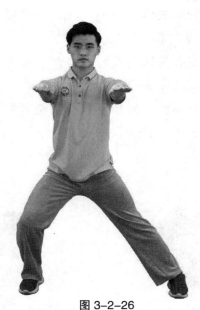

图 3-2-26

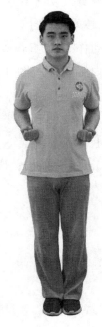

图 3-2-27

动作五至动作八：同动作一至动作四，唯左右相反。

本式一左一右为1遍，共做2遍。

【注意事项】

（1）当两掌前推时，锻炼者宜"起于根，顺于中，达于梢"。

（2）上体在左右转动时应保持正直，脚跟侧蹬，切勿拔起。

（3）起身时，百会穴上顶，沉肩垂肘带手下落，气沉丹田。

（4）精神集中，意守命门。

【功理与作用】

（1）两掌握拳，瞬间点抠劳宫穴，有助于清心降火。

（2）"拉弓射箭"动作有助于舒胸畅气、调和心肺。

（3）意守命门和脚跟侧蹬捻动涌泉，有助于滋阴补肾、固肾壮腰。

第五式　躬身掸靴

【动作来源】

健身气功·导引养生功十二法。

【技术要领】

动作一：随着吸气，提肛收腹；舒胸展体，身体左转；左拳变掌随左臂内旋后伸（图3-2-28）上举；目视左掌。

上体动作不停，左掌随左臂的外旋和身体的右转顺势摆至身体左前上方，左臂伸直，举至头顶；眼看左掌。（图3-2-29）

上体动作不停，左掌下落，落于右肩前（拇指背和食指桡侧面贴近右肩），屈肘翘指；眼余光看左掌。（图3-2-30）

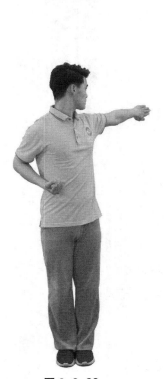

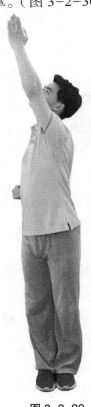

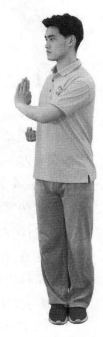

图3-2-28　　　　　　　图3-2-29　　　　　　　图3-2-30

动作二：随着呼气，松腹松肛；上体右侧屈，两腿伸直；左掌随左臂稍外旋沿右腿摩运下行（指腹沿足太阳膀胱经，掌心沿足少阳胆经，掌根沿足阳明胃经达于足外踝处）；稍抬头。（图3-2-31）

手部动作不停，身体向左转正；左掌随左臂内旋，经脚背摩运至左脚外踝处呈掸靴状；稍抬头，眼余光看左掌。（图3-2-32）

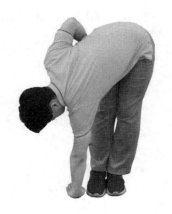

图 3-2-31

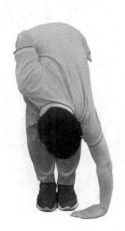

图 3-2-32

动作三：随着吸气，提肛收腹；左掌随左臂外旋握拳，并随上体稍起提至左腿膝关节处；稍抬头。（图3-2-33）

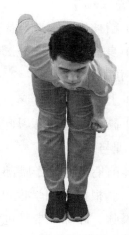

图 3-2-33

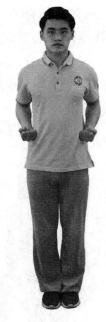

动作四：随着呼气，松肛松腹；上体直起；左拳收于腰侧，拳心朝上，中指点抠劳宫穴；目视前方。（图3-2-34）

图 3-2-34

动作五至动作八：同动作一至动作四，唯左右相反。

本式一左一右为1遍，共做2遍。

【注意事项】

（1）精神集中，意守命门。

（2）身体尽量舒展，动作幅度宜大，但因个人体质而异。当躬身掸靴时，两腿伸直。

（3）上体宜缓慢直起，速度均匀。

（4）高血压患者练习此式时，要抬起头。

【功理与作用】

人体前躬可作用于腰部和贯脊属肾的督脉，而腰为肾府，乃肾之精气滋养之所。根据阴阳学说可知，肾与膀胱相表里，而膀胱经又经过腰部。此外，督脉、冲脉、带脉也分布于腰部。因此，锻炼者经常练习躬身掸靴式，有助于滋养肾阴、温补肾阳、纳气归肾、固肾壮腰、健脑增智。

第六式 两手攀足固肾腰

【动作来源】

健身气功·八段锦。

【技术要领】

动作一：接上式。两臂自然垂落于体侧，左脚开步与肩同宽；目视前方（图3-2-35）。两掌掌指并拢，两臂向前、向上举起，肘关节伸直，掌心向前；目视前方（图3-2-36）。

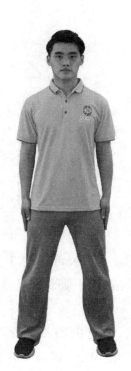

图3-2-35

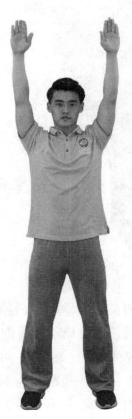

图3-2-36

动作二：两臂外旋至掌心相对，屈肘，两掌下按于胸前，掌心向下，指尖相对；目视前方。（图 3-2-37）

动作三：两臂外旋，掌心向上，随后两掌掌指顺腋下后插；目视前方。（图 3-2-38）

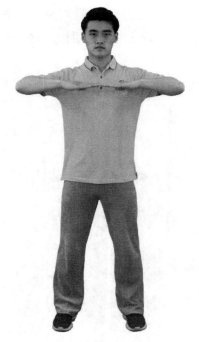

图 3-2-37

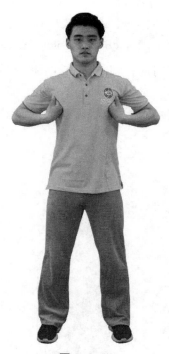

图 3-2-38

动作四：两掌掌心向内沿脊柱两侧向下摩运至臀部（图 3-2-39），随之上体前俯，继续沿腿后向下摩运，经脚两侧置于脚背，抬头，动作略停；目视前下方（图 3-2-40）。

动作五：上体稍起至与两腿成 90° 夹角，两臂向前举起至与肩平，肘关节伸直，掌心向下（图 3-2-41），然后两臂向上举起，同时上体直起，两掌掌心向前；目视前方（图 3-2-42）。

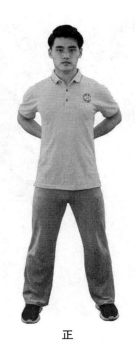
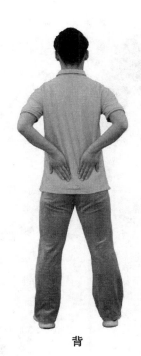

正　　　　　　　　　　　　　背

图 3-2-39

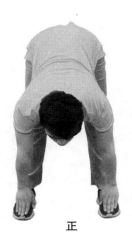
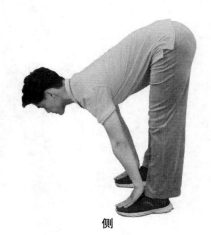

正　　　　　　　　　　　　　侧

图 3-2-40

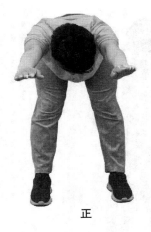
正

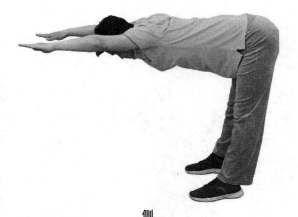
侧

图 3-2-41

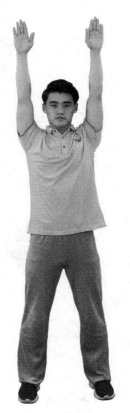

图 3-2-42

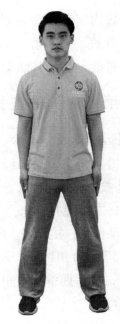

本式一上一下为 1 遍，共做 6 遍。做完 6 遍后，两腿膝关节微屈，同时两掌向前下落收至体侧；目视前方。（图 3-2-43）

图 3-2-43

【注意事项】

两掌反穿摩运时要适当用力，至脚背时，松腰沉肩，两膝挺直。当上体向上起身时，手臂应主动上举，带动上体立起。

【易犯错误】

当两掌向下摩运时，锻炼者应低头，使膝关节弯曲；当向上起身时，起身在前，举臂在后。

【纠正方法】

当两掌向下摩运时，锻炼者应抬头，伸直膝关节；当向上起身时，锻炼者应以臂带身。

【功理与作用】

（1）该式中大幅度的前屈后伸可刺激脊柱、督脉、足太阳膀胱经、背部、腰部、膝关节，以及命门穴、阳关穴、委中穴等穴位，可以固肾壮腰，对生殖系统、泌尿系统的一些慢性疾病有缓解作用。

（2）该式中包括脊柱的大幅度前屈后伸动作，可有效地发展躯干前、后伸屈脊柱肌群的力量和伸展性，尤其是腰部肌肉，如腹直肌、腹外斜肌、腹内斜肌及竖脊肌等，同时对下肢肌肉的伸展性有明显的增强作用；对于肾脏、肾上腺、输尿管等器官也有良好的牵拉、按摩作用，可以改善其机能，刺激其活动。

第七式　卧虎扑食势

【动作来源】

健身气功·易筋经。

【技术要领】

1. 左卧虎扑食势

动作一：接上式。两手握拳于腰间，拳心向上；目视前方（图3-2-44）。右脚脚尖内扣约45°，左脚收至右脚内侧成丁步，同时，身体左转约90°；两手握拳于腰间章门穴不变，拳心向上；目视前方（图3-2-45）。

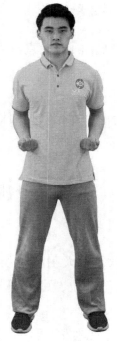

图3-2-44

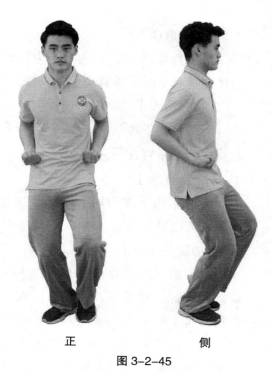

正　　　　侧

图3-2-45

动作二：两臂屈肘，两拳提至肩部云门穴（图3-2-46）；左脚向前迈一大步，成左弓步，同时两臂内旋变"虎爪"，向前扑按，如虎扑食，肘稍屈；目视前方（图3-2-47）。

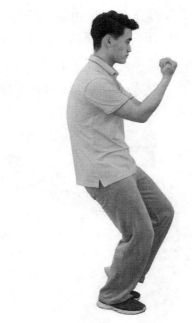

图 3-2-46

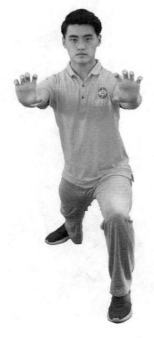

正

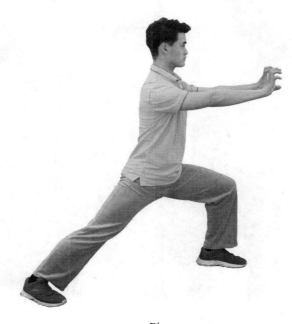

侧

图 3-2-47

动作三：躯干由腰到胸逐节屈伸，重心随之前后适度移动，两手随躯干屈伸向下、向后、向上、向前绕环一周（图3-2-48）。随后上体下俯，两"爪"下按，十指着地；后腿屈膝，脚尖着地，前脚脚跟稍抬起，沉腰、挺胸、抬头、瞪目；动作稍停，目视前上方（图3-2-49）。

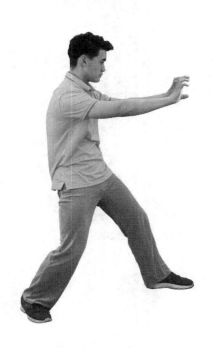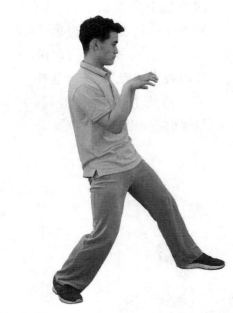

图 3-2-48

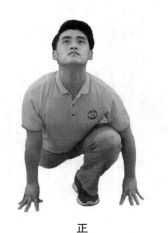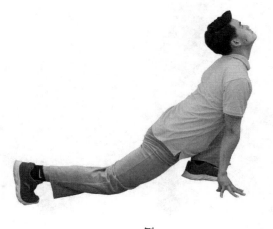

正 侧

图 3-2-49

年老体弱者可俯身，两"爪"向前下按至左膝前两侧，顺势逐步沉腰、挺胸、抬头、瞪目，动作稍停。

动作四：起身，两手握拳收于腰间章门穴；身体重心后移，左脚脚尖内扣约135°，身体重心左移；身体右转180°，右脚收至左脚内侧成丁步。（图3-2-50）

2. 右卧虎扑食势

右卧虎扑食势与左卧虎扑食势动作相同，唯方向相反。最后，两臂自然垂于体侧，两脚开立，与肩同宽，目视前方。（图3-2-51）

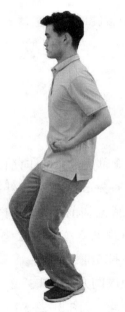
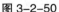

图3-2-50

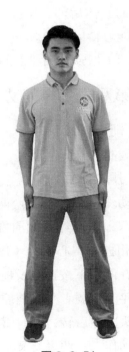

图3-2-51

【注意事项】

（1）锻炼者应用躯干的蠕动带动两手前扑绕环。

（2）抬头、瞪目时，力达指尖，腰背部呈反弓形。

（3）年老体弱者可根据自身状况调整动作幅度。

【易犯错误】

（1）当俯身时，锻炼者耸肩、含胸、头晃动。

（2）做"虎爪"时，五指未屈或过屈。

【纠正方法】

（1）上体下俯时，躯干直立，目视前上方。

（2）抬头、瞪目时，五指末端弯曲，力在指尖。

【功理与作用】

（1）中医认为，"任脉为阴脉之海"，统领全身阴经之气。通过虎扑之势的身体后仰、胸腹伸展动作，任脉能够得以疏伸及调养，手足三阴之气能够得以调和。

（2）增强腰腿肌肉的活动机能，起到强健腰腿的作用。

第八式　掉尾势

【动作来源】

健身气功·易筋经。

【技术要领】

动作一：接上式。两臂屈肘，两掌收于颊部，掌心斜向前，掌指指向头部；两掌经耳侧前推，至手臂伸直（图3-2-52）；两臂外旋，十指交叉相握，掌心向内（图3-2-53）。两臂平屈至胸前，翻掌向下；上体前屈，两掌下按至触及地面，沉腰、抬头；目视前方（图3-2-54）。

年老体弱者身体前屈，抬头，两掌缓缓下按至膝前即可。

头向左后转，同时臀部向右前扭动；目视尾闾穴。（图3-2-55）

动作二：两手交叉不动，放松还原至体前屈。（图3-2-56）

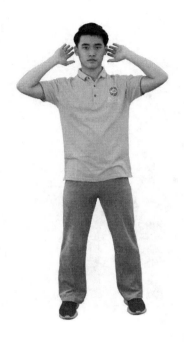
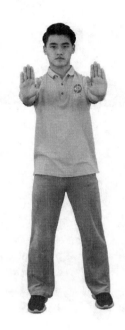

图 3-2-52

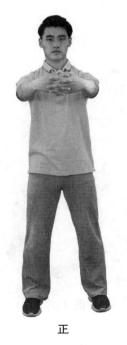
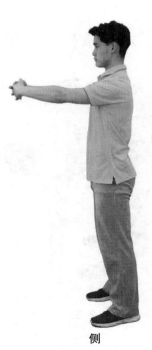

正　　　　　　　　　　　　　　　　侧

图 3-2-53

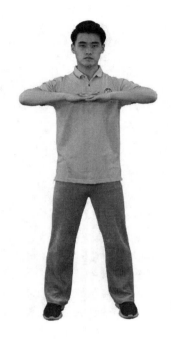

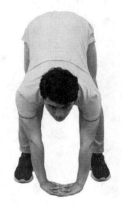

图 3-2-54

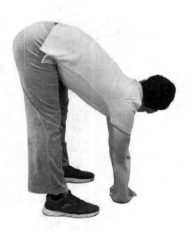

图 3-2-55

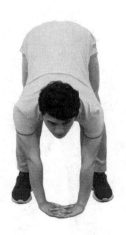

图 3-2-56

动作三：头向右后转，同时臀向左前扭动；目视尾闾穴。（图 3-2-57）

动作四：两手交叉不动，放松还原至体前屈。（图 3-2-58）

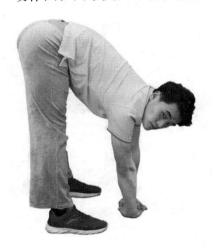 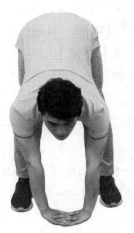

图 3-2-57   图 3-2-58

动作一至动作四重复 3 遍。

【动作要点】

（1）当转头扭臀时，头与臀部做相向运动。

（2）对于高血压、颈椎病患者和年老体弱者来说，头部动作应小而轻缓。另外，锻炼者应根据自身情况调整身体前屈和臀部扭动的幅度、次数。

（3）配合动作，自然呼吸，意识专一。

【易犯错误】

摇头摆臀，交叉手及重心左右移动。

【纠正方法】

交叉手下按固定不动，同时锻炼者应注意体会同侧肩与髋相合。

【功理与作用】

（1）通过体前屈及抬头、掉尾的左右屈伸运动，任脉、督脉及全身气脉在此前各式动作锻炼的基础上得以调和，锻炼者在练习后感觉全身舒适、轻松。

（2）强化腰背肌肉力量的锻炼，有助于改善脊柱各关节和肌肉的活动机能。

收 势

【动作来源】

健身气功·易筋经。

【技术要领】

动作一：接上式。两手松开，两臂外旋（图3-2-59）；上体缓缓立起；两臂伸直外展成侧平举，掌心向上（图3-2-60），随后两臂上举，肘微屈，掌心斜向下，掌指相对；目视前下方（图3-2-61）。

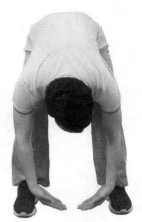

图 3-2-59

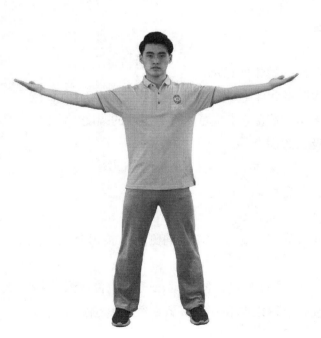

图 3-2-60

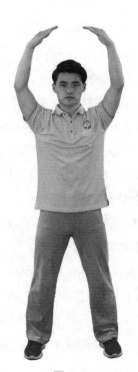

图 3-2-61

动作二：松肩，屈肘，两臂内收，两掌经头、面、胸前下引至腹部，掌心向下；目视前下方。（图3-2-62）

动作一至动作二重复3遍。

两臂放松还原，自然垂于体侧；左脚收回，两脚并拢站立；舌抵上腭；目视前方。（图3-2-63）

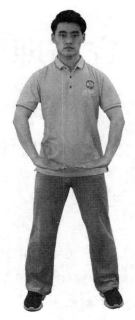
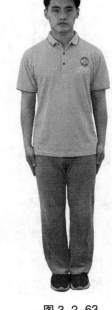

图 3-2-62　　　　　　图 3-2-63

【注意事项】

（1）当第一次、第二次两掌下引至腹部以后，意念继续下引，经涌泉穴"入地"。当最后一次两掌下引至腹部时，意念随两掌下引至腹部稍停。

（2）下引时，两臂匀速缓缓下行。

【易犯错误】

当两臂上举时，锻炼者仰头上视。

【纠正方法】

头正，目视前下方。

【功理与作用】

（1）通过上肢的上抱下引动作，引气回归于丹田。

（2）放松全身肌肉、关节。

第四章　宣肺理气运动处方

第一节　理论指导

一、气

中医学常说的"中气不足"中的"中气"即脾气。脾气主升的生理作用表现为升清和升举内脏。脾气无力升举、脾气不足、脾虚下陷会导致胃下垂、子宫下垂、脱肛等病症。

脾胃是人的后天之本，是人体将饮食转化为能量的发动机，这些能量来自脾气的升清。中气不足，换言之就是人体的能量不够。古代社会把能量叫作"炁"，能量不足，就是炁不足了，即炁虚。"炁"同"气"。

人们在疲倦的时候通常会伸懒腰。伸懒腰是人的一种本能动作，是对抗疲劳的自我保护动作。伸懒腰有利于提升中气，即通过三焦把气提起来，也叫作"通三焦"。《中藏经》对三焦的功能非常推崇："三焦者……总领五脏、六腑、荣卫、经络、内外左右上下之气也。三焦通，则内外左右上下皆通也。其于周身灌体，和内调外，荣左养右，导上宣下，莫大于此者也……三焦之气和，则内外和；逆，则内外逆。"三焦主气，主管着全身的气化，三焦通道不畅则气虚，通常表现为乏力、倦怠等。此时，人会自然地伸懒腰，通过扩胸、展腰、举臂、绷腿，使胸腔和腹腔得到充分拉伸和扩展，使三焦保持舒展、通畅。

三焦位于躯干部位，其主要功能是理气。《黄帝内经·灵枢·营卫生会》记载："……上焦如雾，中焦如沤，下焦如渎，……""如雾"的意思是像雾露弥漫，指的是心肺的弥散机能；"如沤"指的是脾胃消化食物，像发酵一样；"如渎"指的是肝肾排毒，把毒物排出体外。锻炼者在练习时，要保持三焦畅通，使气达周身不停滞。

二、肺

肺为五脏之一，位于胸腔内，左右各一个，覆盖于心脏之上。肺有分叶，左肺有两叶，右肺有三叶，共五叶。肺经、肺系（指气管、支气管等）与喉、鼻相连，故称喉为肺之门户，鼻为肺之外窍。手太阴肺经与手阳明大肠经相互络属于肺和大肠，相为表里。肺在五行中属金，为阳中之阴，与自然界秋气相通。其主要生理机能是主气、调节水液、运行气血及保护皮肤。

三、肺与气的关系

肺的主气机能包括主一身之气和呼吸之气。肺主一身之气首先体现在气的生成方面。气的生成，特别是宗气的生成，主要依靠肺吸入的清气与脾胃运化的水谷精气相结合。其次，肺对全身气机具有调节作用。肺的呼吸运动即气的升降出入运动。肺有节律地一呼一吸，对全身之气的升降出入运动起着重要的调节作用。肺主呼吸之气，是指肺作为人体内外气体交换的器官，通过不断的呼浊吸清、吐故纳新，促进气的生成。肺的呼吸均匀和调，是气不断生成和气机调畅的根本条件。传统养生对呼吸有特殊的要求。有意识地调息使机体本身消耗的能量很少，可达到"积气以成精，积精以全神"的效果。

四、宣肺理气运动处方概述

中医学认为肺是保护人体的屏障，因此锻炼肺的机能非常重要。肺的运动形式很简单，就是开和合。进行逆腹式呼吸可以提高肺的保护能力。

锻炼者进行逆腹式呼吸时，吸气时收肚子，使肚脐尽量贴向后背；呼气时放松还原。要用鼻子呼吸，不要用嘴；要轻闭唇舌，使舌尖轻抵上腭。让吸入和呼出的气息尽量均匀、深长。

横膈肌在吸气的时候下压，在呼气的时候上提。一升一降，相当于一抓一放，与按摩四肢肌肉的动作机制相似。

如果想使逆腹式呼吸的效果更好，可以在吸气之末和呼气结束时保持屏息的状态，也就是不呼不吸。这就相当于在按摩肌肉时，捏住肌肉停一会再松开，使按摩效果更好。

进行逆腹式呼吸可以促进胃肠蠕动，使人体的吸收、消化能力增强。坚持逆腹式呼吸锻炼既可以减肥，又可以辅助治疗便秘；既可以强身健体，又可以帮助人们平复心情、调节情绪。

要想使逆腹式呼吸锻炼取得理想的效果，锻炼者在练习时要格外注意收腹。不论是进行坐式练习还是站式练习，锻炼者都应该养成收腹的好习惯。收腹的目的是松命门。命门即命门穴，命门穴位于腰椎的正中，贯脊属肾，与肚脐前后呼应，因此松命门就是松腰。松腰就是不让命门穴凹在腰椎里面，而是外凸，保持后腰部平坦，使命门穴中储藏的生命能量能够顺畅地向上输送。

第二节　技术要领与功理作用

起　势

【动作来源】

健身气功·八段锦。

【技术要领】

动作一：两脚并步站立；两臂垂于体侧；目视前方。（图 4-2-1）

动作二：左脚向左开步，与肩同宽；目视前方。（图 4-2-2）

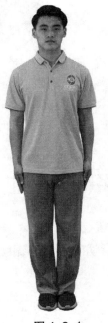

图 4-2-1

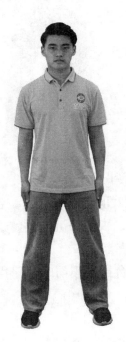

图 4-2-2

动作三：两臂内旋向两侧摆起，与髋同高，掌心向后；目视前方。（图4-2-3）

动作四：两腿膝关节稍屈，同时两臂外旋，向前合抱于腹前，掌心向内，两掌相距约10厘米；目视前方。（图4-2-4）

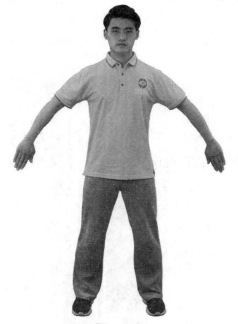

图4-2-3

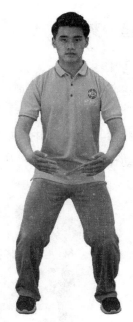

图4-2-4

【注意事项】

头向上顶，下颌微收，舌抵上腭，嘴唇轻闭；沉肩坠肘，腋下虚掩，胸部宽舒，腹部松沉；收髋敛臀，上体中正。

【易犯错误】

两臂合抱于腹前时，拇指上翘，其余四指朝向地面，塌腰、跪腿、八字脚。

【纠正方法】

沉肩坠肘，指尖相对，拇指放平；收髋敛臀，命门穴放松；膝关节不超过脚尖，两脚平行站立。

【功理与作用】

宁静心神，调整呼吸，内安五脏，端正身形，使锻炼者从精神和肢体上做好练功前的准备，唤醒已经建立的条件反射。

第一式 两手托天理三焦

【动作来源】

健身气功·八段锦。

【技术要领】

动作一：两臂微下落，两掌五指分开在腹前交叉，掌心向上；目视前方。（图4-2-5）

动作二：两腿挺膝伸直，同时两掌上托于胸前，随之两臂上举托掌，掌心向上；抬头，目视两掌。（图4-2-6）

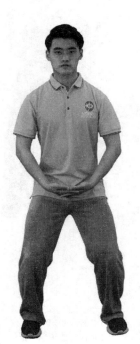

图4-2-5

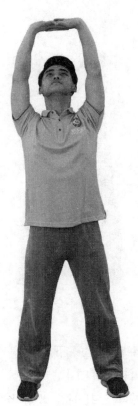

图4-2-6

动作三：两臂继续上举托掌，肘关节伸直，同时下颌内收，动作略停；目视前方。（图 4-2-7）

动作四：两腿膝关节微屈，同时两臂分别向身体两侧下落，两掌捧于腹前，掌心向上；目视前方。（图 4-2-8）

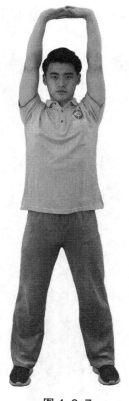

图 4-2-7

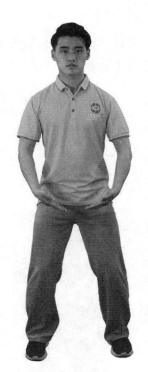

图 4-2-8

本式一上一下为 1 遍，共做 6 遍。

【注意事项】

两掌上托时，锻炼者要舒胸展体，略有停顿，保持拉伸状态；两掌下落时，锻炼者要松腰沉髋，沉肩坠肘，松腕舒指，上体中正。

【易犯错误】

两掌上托时，锻炼者抬头不充分；上举时，松懈断劲。

【纠正方法】

两掌上托时，舒胸展体缓慢用力，下颌先向上助力，再内收配合两掌上撑，力在掌根。

【功理与作用】

（1）扩张胸廓，牵拉按摩腹腔、盆腔内的脏腑。牵拉上肢内侧的手少阴心经、手厥阴心包经、手太阴肺经，从而刺激心、心包、肺等脏腑及其所属经脉，促使经气运行。向上牵拉可以伸展脊柱，刺激督脉和相应的神经节段，调节相应的脏腑机能。

（2）充分拉长躯干和上肢各关节周围的肌肉、韧带及软组织，增强其伸展性，提高关节的灵活性，对于防治肩部疾病具有良好的辅助作用。在动作完成的过程中，肩关节周围的三角肌和颈背部的斜方肌、肩胛提肌可得到适宜的刺激，有利于缓解颈椎病。

（3）两手交叉上举，可最大限度地增加胸廓容积，使肺的空气吸入量、胸腔的负压和大静脉回心血量增加，加强心脏泵血功能，促进血液循环。膈肌下降幅度加大，对腹腔内器官的按摩、挤压作用增强，一方面可促进腹腔内器官的血液循环，另一方面可改善这些器官的生理机能。

第二式　出爪亮翅势

【动作来源】

健身气功·易筋经。

【技术要领】

动作一：接上式。两膝伸直，两臂自然垂落于体侧；目视前方（图4-2-9）；两臂侧举至与肩同高，两手掌心向前，目视前方（图4-2-10）；两臂环抱至体前（图4-2-11），随之两臂内收，两手变柳叶掌立于云门穴前，掌心相对，指尖向上，目视前下方（图4-2-12）。

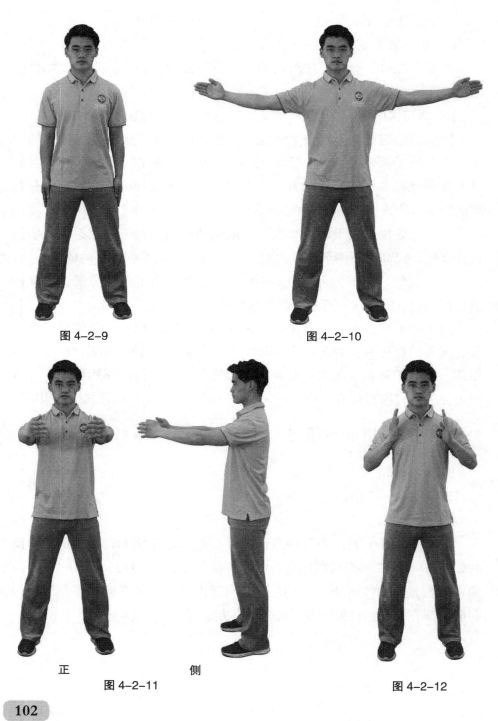

图 4-2-9

图 4-2-10

正　　　　　　　侧

图 4-2-11

图 4-2-12

动作二：展肩扩胸，然后松肩，两臂缓缓前伸，掌心逐渐向前，成荷叶掌，指尖向上；瞪目。（图 4-2-13）

动作三：松腕，屈肘，收臂（图 4-2-14），立柳叶掌于云门穴前（图 4-2-15）；目视前下方。

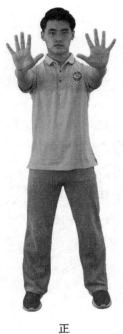
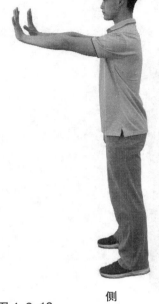

正　　　　　　　　侧

图 4-2-13

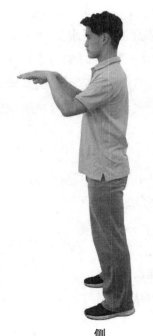
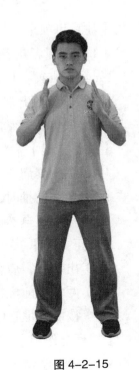

正　　　　　　侧

图 4-2-14

图 4-2-15

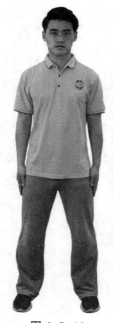

动作二和动作三重复 7 遍，然后两掌自然落于体侧；目视前方。（图 4-2-16）

图 4-2-16

【注意事项】

（1）锻炼者出掌时身体正直，瞪眼怒视，同时两掌运用内劲前伸，力道先轻如推窗，后重如排山；收掌时如海水还潮。

（2）锻炼者出掌时为荷叶掌，收掌于云门穴前时为柳叶掌。

（3）锻炼者出掌时自然呼气，收掌时自然吸气。

【易犯错误】

（1）扩胸展肩不充分。

（2）两掌前推时，不是用内劲，而是用力。

（3）呼吸不自然，强呼强吸。

【纠正方法】

（1）出掌前，肩胛内收。

（2）两掌向前推，如推窗、排山。

（3）按照"推呼收吸"的规律练习。

【功理与作用】

（1）中医学认为，"肺主气，司呼吸"。伸臂推掌、屈臂收掌、展肩扩胸的动作导引，可反复启闭云门穴、中府穴等穴位，促进自然之清气与人体之真气在胸中交汇融合，达到改善呼吸机能和促进全身气血运行的作用。

（2）增强胸背部肌肉和上肢肌肉的力量。

第三式　昂首势

【动作来源】

健身气功·大舞。

【技术要领】

动作一：接上式。左脚向左开步，脚尖向前，两脚略宽于肩，两膝自然伸直；同时，两臂侧平举，肘微屈，掌心向上，指尖向外；配合吸气，目视前方。（图4-2-17）

动作二：屈膝下蹲约45°，同时抬头翘臀，脊柱反弓，沉肩坠肘，腕关节外展，掌心向上，掌根与耳同高，指尖向外，配合呼气；动作略停，目视前上方。（图4-2-18）

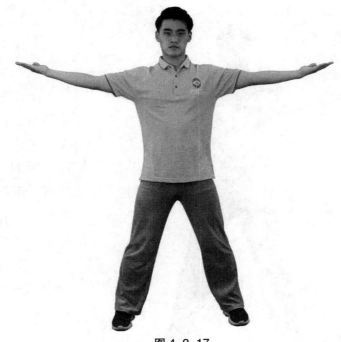

图 4-2-17

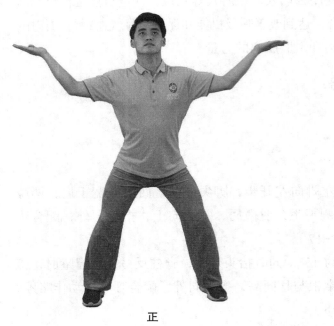
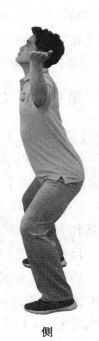

正　　　　　　　　　　　　　　　　　　　　侧

图 4-2-18

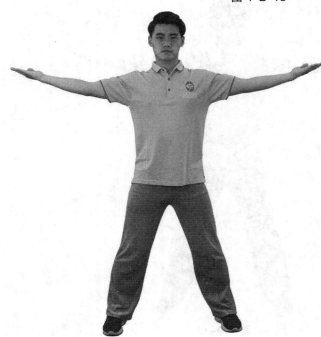

动作三：两膝自然伸直，同时下颌回收，头恢复至中正位置，尾闾下垂，躯干伸直；两臂外展成侧平举，肘微屈，掌心向上，指尖向外；配合吸气，目视前方。（图 4-2-19）

图 4-2-19

动作四：重心右移，左脚收回并步，两膝伸直，同时两臂向上环抱，指尖相对，掌心斜向下；配合吸气，目视前方。（图4-2-20）

引气归元，两掌经体前下按至与肚脐同高，两掌相距10厘米，指尖斜相对，同时屈膝下蹲约45°；配合呼气，目视前下方。（图4-2-21）

动作五至动作八：同动作一至动作四，唯左右相反。

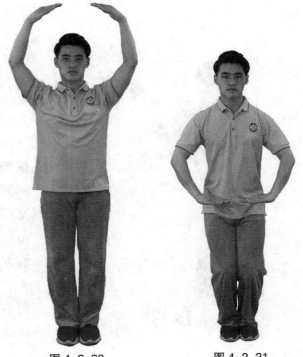

图4-2-20   图4-2-21

本式一上一下为1遍，共做2遍。

【注意事项】

（1）做下蹲脊椎反弓时，锻炼者应以两肩胛之间的神道穴为关注点，使左右肩胛、头部、臀部均向神道穴收敛和适度挤压。收敛挤压时，肩胛稍前，头部、臀部稍后。起身直立时，两肩胛先放松展开，随之头部、臀部放松。

（2）下蹲时，锻炼者应沉肩坠肘、压腕（腕关节充分伸展）。

（3）颈椎病、腰椎间盘突出症患者做下蹲脊椎反弓时，要根据身体情况量力而行，动作幅度应由小到大，循序渐进。

【功理与作用】

（1）重复脊椎反弓的动作可以有效牵引椎间关节。

（2）下蹲和刺激神道穴能够增强下肢力量，提高平衡能力，同时对脊柱、心脏、肺有较好的调理作用。

（3）脊柱反弓和伸展胸腹有利于改善胸腔、腹腔的血液分布状况。

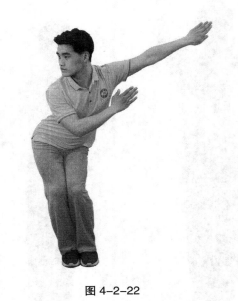

图 4-2-22

第四式　凫　浴

【动作来源】

健身气功·马王堆导引术。

【技术要领】

动作一：接上式。左脚向左横跨半步，右脚随之跟上并拢，两腿屈膝半蹲；两臂由右向左摆至体侧后方，与身体约成 45° 夹角；髋关节向右侧顶出，目视右前方。（图 4-2-22）

动作二：以腰带动手臂由左向右摆动，两掌掌心上下相对；目视斜后方。（图 4-2-23）

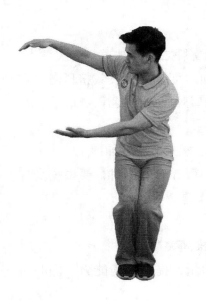

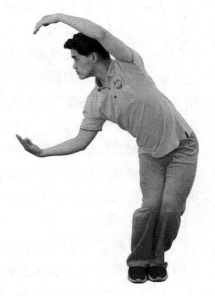

图 4-2-23

动作三：两臂由右向上转动，举至头顶上方，身体直立；目视前上方。（图 4-2-24）

动作四：两掌掌心向下经体前自然下落，两手垂落于身体两侧；目视前方。（图 4-2-25）

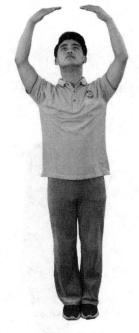 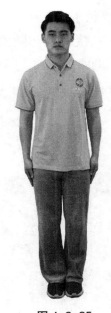

图 4-2-24　　　　　　　　　　　　图 4-2-25

动作五至动作八：同动作一至动作四，唯左右相反。

本式一左一右为 1 遍，共做 2 遍。

【注意事项】

（1）摆臂动作幅度可由小逐渐加大，要因人而异，量力而行。

（2）两臂下落时，意念从面部（承泣穴）经腹侧（天枢穴）、胫骨外侧（足三里穴）到脚趾端（厉兑穴）。

【功理与作用】

（1）以腰为纽带左右摆臂和转体，有利于减少腰部多余脂肪，起到健身塑形的作用。

（2）顶髋、摆臂、旋腰，有利于缓解肩部、腰部不适。

第五式　金鸡报晓

【动作来源】

健身气功·导引养生功十二法。

【技术要领】

动作一：接上式。随着吸气，提肛收腹；百会穴上顶，两腿伸直，脚跟提起；两掌逐渐变勾手，分别向两侧提起，两臂自然伸直，两腕约与肩平；眼看左勾手。（图 4-2-26）

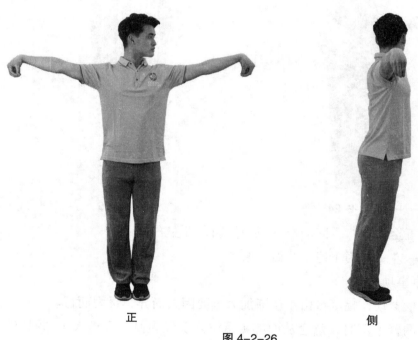

正　　　　　　　　　　　　　侧

图 4-2-26

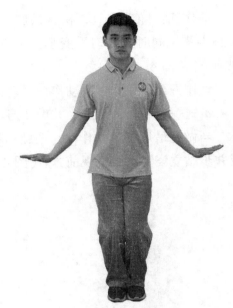

图 4-2-27

动作二：随着呼气，松腹松肛；脚跟落地，两腿下蹲，两膝相靠；两勾手变掌，沉肘弧形下按于体侧，两臂自然伸直，掌心朝下，掌指朝外；眼平视前方。（图 4-2-27）

动作三：随着吸气，提肛收腹；右腿伸直，左腿屈膝后伸，脚背绷直，脚底朝上；两掌随两臂内旋画弧，至腹前时变成勾手，直臂向前、向上提至头的前侧上方，勾尖朝下，身体呈反弓形；眼平视前方。（图 4-2-28）

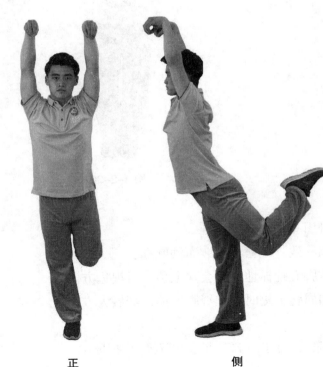

正　　　　　　　侧

图 4-2-28

动作四：随着呼气，松腹松肛；左脚下落，与右脚并拢，随之两腿屈膝半蹲；同时，两勾手变掌下按于胯旁，掌心朝下，掌指朝前；眼平视前方。（图 4-2-29）

动作五至动作八：同动作一至动作四，唯左右相反。

本式一左一右为 1 遍，共做 2 遍。

当做完最后一个动作时，两腿由屈膝逐渐伸直，同时两手垂于体侧，成并步站立姿势；眼平视前方。（图 4-2-30）

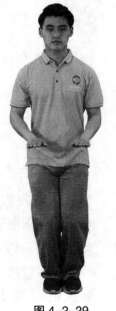

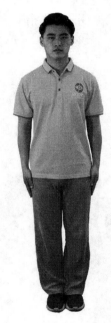

图 4-2-29   图 4-2-30

【注意事项】

（1）精神集中，意守丹田（关元穴）。

（2）上下肢动作应协调一致，轻松柔和，潇洒飘逸。

（3）成独立势时，支撑脚五趾抓地，百会穴上顶，目视远方。

（4）两勾手屈腕侧摆和屈腕上提时，宜舒胸展体，舒展大方。

【功理与作用】

（1）脚跟拔起，压迫涌泉穴，有助于疏通足少阴肾经，滋阴补肾。

（2）成勾上摆，变掌下按，有助于疏通手三阴经、手三阳经原穴，通经活络，颐养心肺，疏导三焦。

（3）后举腿可以提升臀位线，强化腿部肌肉力量，提高平衡能力。

第六式　龙　登

【动作来源】

健身气功·马王堆导引术。

【技术要领】

动作一：接上式。两脚以脚跟为轴，脚尖外展成八字步（图4-2-31）；两掌缓缓提至腰侧，掌心斜向上（图4-2-32）；目视前方。

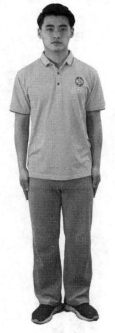

图4-2-31

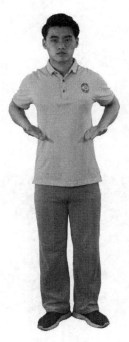

图4-2-32

　　动作二：两腿屈膝下蹲，同时两掌向斜前方下插，意想浊气下降（图4-2-33）；全蹲时转掌心向上，在胸前呈莲花状；目视两掌（图4-2-34）。

　　动作三：起身直立，两臂缓缓上举（图4-2-35），伸展于头顶上方；目视前上方（图4-2-36）。

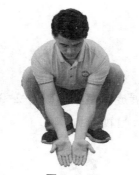

图 4-2-33

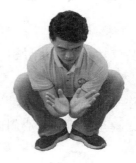

图 4-2-34

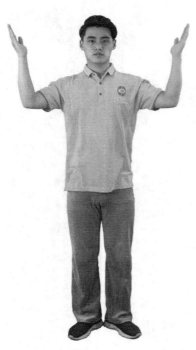

图 4-2-35

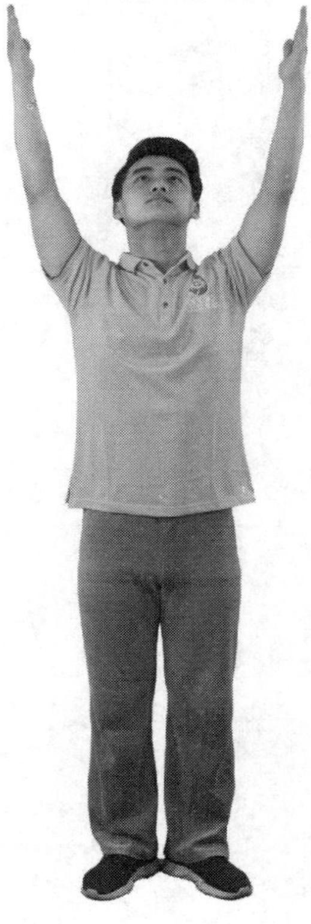

图 4-2-36

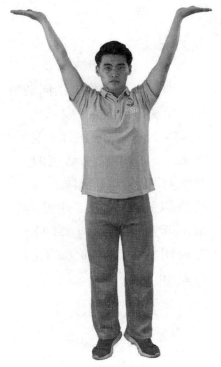

图 4-2-37

动作四：两掌以手腕为轴外展，指尖朝外，同时脚跟缓缓提起；目视前下方。（图 4-2-37）

动作五：两脚脚跟下落，两掌内合于胸前下按，指尖相对（图 4-2-38），随后两臂外旋翻掌，两肩外展，中指点按大包穴；目视前方（图 4-2-39）。

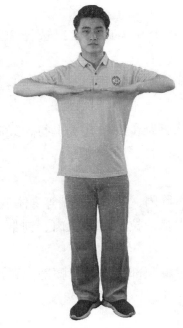

图 4-2-38

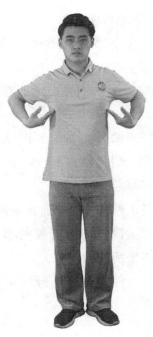

图 4-2-39

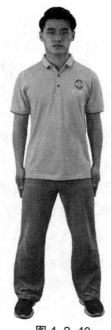

动作六至动作九：同动作二至动作五。

本式一上一下为1遍，共做2遍。第二遍结束时，两掌自然垂落于身体两侧，两脚以脚尖为轴，外展脚跟，开步站立，两脚间距与肩同宽；目视前方。（图4-2-40）

图4-2-40

【注意事项】

（1）下蹲时，锻炼者应根据自己的年龄和柔韧性状况选择全蹲或半蹲。

（2）手掌外展提踵下看时，锻炼者应注意保持重心平衡，全身尽量伸展。

（3）两臂上举时，锻炼者应意想气从脚趾（隐白穴）上行，经膝关节内侧（阴陵泉穴）至腋下（大包穴）。

【功理与作用】

（1）两臂撑展，通畅三焦，有利于缓解胸闷、气郁、气喘等身体不适。

（2）提踵而立可发展小腿后侧肌群力量，拉长足底肌肉、韧带，提高人体平衡能力。

（3）伸展屈蹲，舒展全身，有利于缓解颈部、肩部、腰部、腿部运动不适。

第七式　摆臂势

【动作来源】

健身气功·大舞。

【技术要领】

动作一：接上式。两腿屈膝约 45°，下颌回收，由头经颈椎、胸椎、腰椎、骶椎，从上向下逐节缓缓牵引前屈约 45°；两掌摆至两膝之间，指尖向下，掌背相靠，两肘微屈；目视两掌。（图 4-2-41）

动作二：两腿缓慢伸直，同时由骶椎至腰椎、胸椎、颈椎、头从下向上缓缓逐节伸直后成直立；两臂同时上提，两掌经前正中线提至胸前时，前臂呈水平，指尖向下。动作不停，松肩坠肘，逐渐转为指尖向上，转至胸前合掌，掌根与膻中穴同高，手掌与膻中穴相距约 10 厘米，前臂约呈水平；配合吸气，目视前下方。（图 4-2-42）

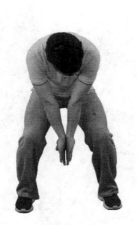

图 4-2-41

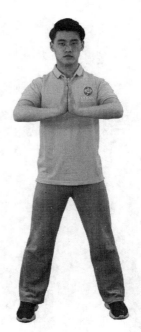

图 4-2-42

动作三：两腿屈膝约 45°，其他动作保持不变。（图 4-2-43）

动作四：膝关节与脚尖相对，方向不变，保持头正颈直，臀部向左前方缓缓摆动；两掌向左前方缓缓推出，两臂撑圆；配合呼气，动作略停，目视左前下方。（图 4-2-44）

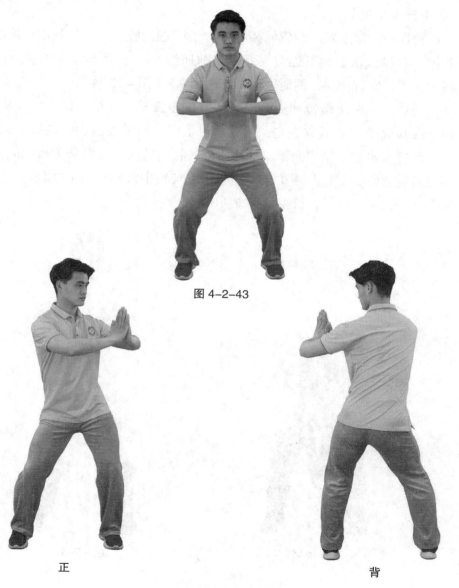

图 4-2-43

正　　　　　　　　　　　　　　　　　背

图 4-2-44

动作五：臀部放松，两臂放松还原至正中，同动作三。

动作六：同动作四，唯左右相反。（图4-2-45）

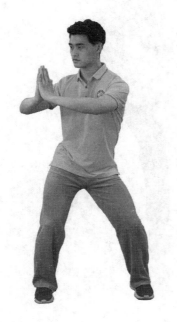 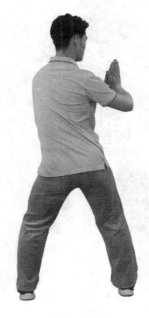

正　　　　　　　　　　　　　　　　　背

图4-2-45

动作七：臀部放松，两臂放松还原至正中，同动作三。

动作四至动作七重复1遍。

动作八：膝关节与脚尖相对，方向不变，保持头正颈直，向左摆臀；两掌以腕为轴，向左倾斜约45°，目视前左下方（图4-2-46）。动作不停，以尾椎为轴，顺时针画平圆2圈，同时两掌以腕为轴，以中指指尖为关注点，顺时针画平圆2圈，两掌画圆时，保持与垂线约成45°角；自然呼吸，目随画圆的方向略微转视，至第2圈终点时，动作不停，尾椎及两掌向前弧线转正，目视前方（图4-2-47）。

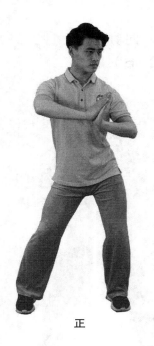 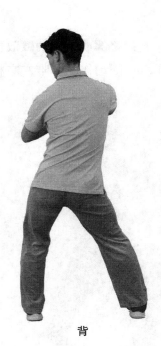

正   背

图 4-2-46

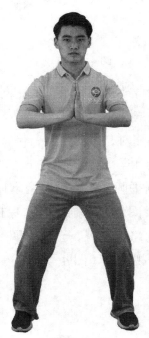

图 4-2-47

动作九：同动作八，唯左右相反，逆时针画圆。（图 4-2-48）

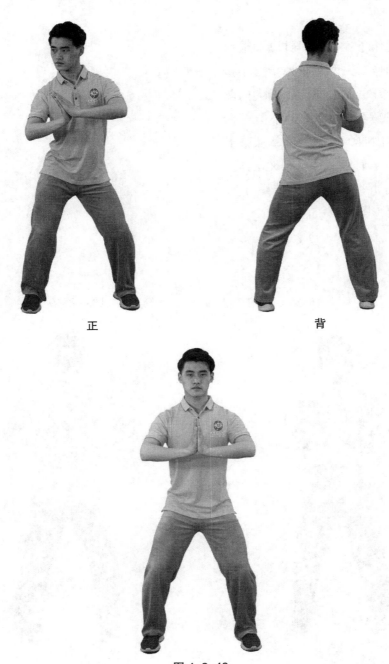

正　　　　　　　　　　　　背

图 4-2-48

动作十：做逆时针画圆最后一个动作时，两掌从拇指至小指依次分开，掌心向上，指尖向前（图4-2-49）。然后由小指至拇指依次内收，旋腕，两掌从腋下向后穿至肩胛骨下，掌心向后，指尖向下，左右腕关节贴于脊柱两侧（图4-2-50）。

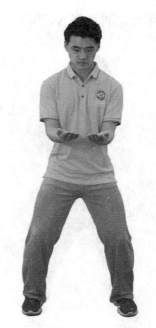

图 4-2-49

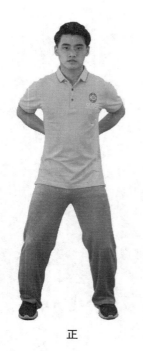

正

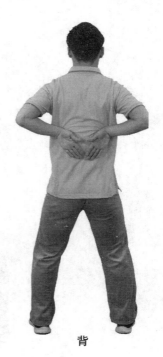

背

图 4-2-50

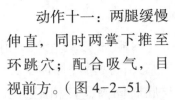

动作十一：两腿缓慢伸直，同时两掌下推至环跳穴；配合吸气，目视前方。（图4-2-51）

两臂逐渐外旋侧起，经侧平举（图4-2-52），向上环抱，两掌指尖相对，相距约10厘米；目视前方（图4-2-53）。

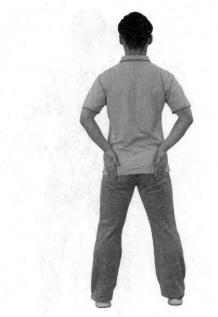

图4-2-51

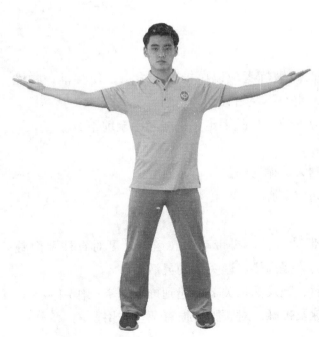

图4-2-52

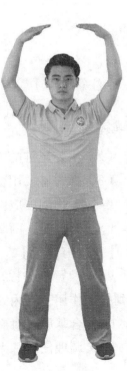

图4-2-53

两腿屈膝约 45°；引气归元，两掌经体前下按，与肚脐同高，且相距约 10 厘米，指尖斜相对，掌心向下；配合呼气，目视前下方。（图 4-2-54）

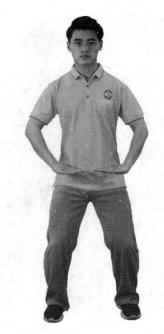

图 4-2-54

【注意事项】

（1）向左或向右摆臀时，锻炼者应以尾椎为着力点，使腰椎、胸椎随势摆动，动作柔和缓慢，重心不左右移动。

（2）手与尾椎的方向应一致，目随手走，视线经手至前下方。

（3）摆臀不要用蛮力。

（4）动作幅度应由小到大，循序渐进。

（5）合掌时，两掌之间成空心。

【功理与作用】

（1）摆臀动作以尾椎带动脊柱，再带动四肢运动，可对脊柱及内脏起到按摩作用，可内安脏腑，提高腰、髋关节的灵活性。

（2）合掌旋转对肩、肘、腕及掌指关节可起到推摩和牵拉作用。

（3）调理任脉、太冲脉及带脉，对腰腿劳损有调理作用。

第八式　鸟　飞

【动作来源】健身气功·五禽戏。

【技术要领】

动作一：接上式。两腿伸直，两臂自然垂于体侧，目视前方（图4-2-55）。两腿微屈，两掌呈鸟翅状合于腹前，掌心相对；目视前下方（图4-2-56）。

动作二：右腿伸直独立，左腿屈膝提起，小腿自然下垂，脚尖朝下；两掌呈展翅状在体侧平举向上，稍高于肩，掌心向下；目视前方。（图4-2-57）

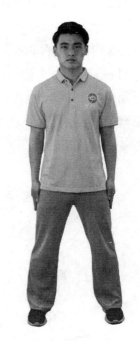

图 4-2-55

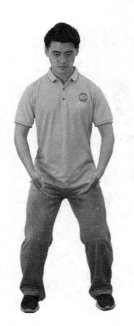

图 4-2-56

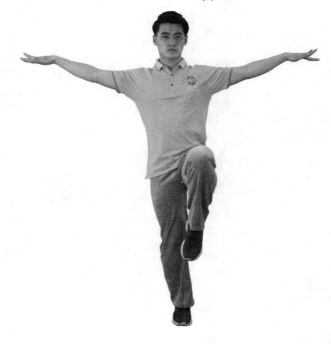

图 4-2-57

125

　　左脚下落在右脚旁，脚尖着地，两腿微屈；两掌合于腹前，掌心相对；目视前下方。（图 4-2-58）

　　动作三：右腿伸直独立，左腿屈膝提起，小腿自然下垂，脚尖朝下；两掌经体侧向上举至头顶上方，掌背相对，指尖向上；目视前方。（图 4-2-59）

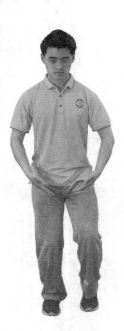

图 4-2-58

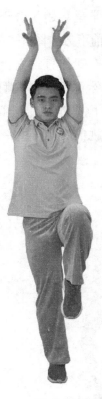

图 4-2-59

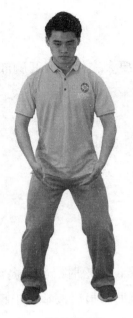

图 4-2-60

动作四：左脚下落在右脚旁，全脚掌着地，两腿微屈；同时，两掌合于腹前，掌心相对；目视前下方。（图 4-2-60）

动作五至动作八：同动作一至动作四，唯左右相反。

本式一上一下为1遍，共做2遍。两臂向身体侧前方举起，与胸同高，掌心向上；目视前方（图4-2-61）。屈肘，两掌内合下按，自然垂于体侧；目视前方（图4-2-62）。

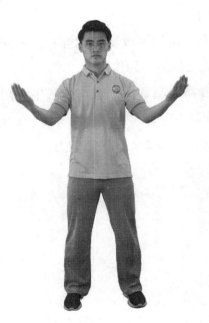

图 4-2-61

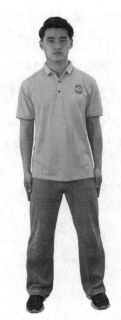

图 4-2-62

【注意事项】

（1）锻炼者两臂侧举，动作应舒展，幅度要大，尽量展开胸部两侧；两臂下落内合，尽量挤压胸部两侧。

（2）手脚动作应配合协调，同起同落。

（3）动作可配合呼吸，两掌上提时吸气，下落时呼气。

【易犯错误】

（1）两臂伸直摆动，动作僵硬。

（2）身体紧张，直立不稳，呼吸不匀。

【纠正方法】

（1）锻炼者两臂上举时，力从肩发，先沉肩，再松肘，最后提腕，形成手臂举起的蠕动过程；下落时，先松肩，再沉肘，最后按掌合于腹前。

（2）锻炼者应在两臂上举时吸气，头部百会穴上顶，提胸收腹；在两臂下落时呼气，松腰松腹，气沉丹田。

【功理与作用】

（1）两臂的上下运动可改变胸腔容积，若配合呼吸运动，可起到按摩心肺、提高血氧交换能力的作用。

（2）拇指和食指上翘紧绷，意在刺激手太阴肺经，加强肺经经气的流通，增强心肺机能。

（3）提膝独立，可提高人体平衡能力。

收 势

【技术要领】

动作一：两臂内旋向两侧摆起，与髋同高，掌心向后；目视前方。（图4-2-63）

动作二：上一动作不停，两臂屈肘，两掌相叠于腹部，男性左手在里，女性右手在里；目视前方。（图4-2-64）

动作三：两臂垂于体侧；目视前方。（图4-2-65）

动作四：左脚并步；目视前方。（图4-2-66）

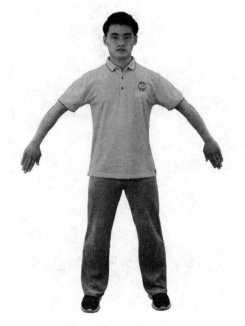

图4-2-63

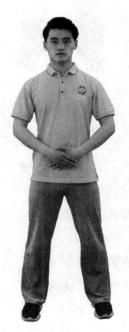

图4-2-64

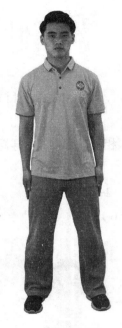 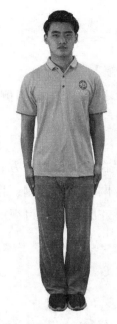

图 4-2-65   图 4-2-66

【注意事项】

两掌劳宫穴内外相叠于丹田。周身放松，气沉丹田。

【易犯错误】

锻炼者收功仓促，急于走动。

【纠正方法】

锻炼者收功时要体态安详、举止稳重，应做整理活动，如搓手浴面动作和肢体放松动作。

【功理与作用】

收势可使气息归元，整理肢体，放松肌肉，愉悦心情，进一步巩固练功的效果，使代谢水平进一步降低，逐渐恢复到练习前安静时的状态。

第五章　和脾健胃运动处方（坐式）

第一节　理论指导

一、脾

脾为五脏之一，位于中焦，其生理机能是主运化。脾还具有升清、统摄血液的作用。

脾的运化机能可分为运化水谷和运化水液两个方面。运化水谷是指脾对饮食的消化、吸收、布散、转化等作用；运化水液是指脾对水液的吸收、传输和布散作用。脾的运化机能是以升清为主的。升清是指水谷精微等营养物质的吸收和上输于心、肺、头、目，通过心肺的作用化生气血，以营养全身。

脾为太阴湿土，又主运化水液，故喜燥恶湿。如果脾为湿邪所困，导致脾气不升，胃气难降，久而久之，脾胃就会出现问题。

二、胃

胃位于腹腔上部，上接食道，下通小肠。胃，又称为胃脘，分上、中、下三部。胃的上部称上脘，包括贲门；胃的下部称下脘，包括幽门；上部、下部之间的部分称为中脘，即胃体部分。贲门上连食道，幽门下通小肠，是食物出入胃腑的通道。胃有"水谷之海""太仓"之称，其主要生理机能是受纳和腐熟水谷，即胃具有接受和容纳食物，并将其初步消化，使其形成食糜的作用。

三、胃与脾的关系

胃与脾"以膜相连"同居中焦，胃的经脉为足阳明胃经，与足太阴脾经相互络属，构成表里关系。食物经胃的受纳和腐熟，被初步消化后，变为食糜，下送于小肠做进一步消化。食物的消化虽在胃和小肠中进行，但必须经脾气的推动、激发，才能将食物转化为精微物质。由胃传入小肠的食糜，经脾气的作用进一步消化后，分为清、浊两部分。食物转成的精微部分，经脾气的激发作用由小肠吸收，再由脾气的转输作用输送到其他四脏，分别化为精、气、血、津液，内养五脏六腑，外养四肢百骸、皮毛筋肉。

四、和脾健胃运动处方概述

中医理论对脾胃机能正常与否非常重视，"脾胃为后天之本"，还强调"百病皆由脾胃衰而生也"。和脾健胃运动处方的动作大都作用于脾胃，如意守丹田、舌抵上腭，能使人体的唾液等消化液分泌增多；调整呼吸能增大膈肌的活动幅度，改变腹内压，对脾胃起按摩作用；虚领顶劲有助于脾的升清。锻炼者练习这些动作，有助于三焦气机通畅，脾胃升降和利，运化水谷机能健旺，从而增加营、卫、气、血、津液的化生，使机体保持协调平衡的健康状态。

第二节　技术要领与功理作用

预备式

【技术要领】

正身端坐（图5-2-1），两脚分开，与肩同宽，脚尖朝前，两掌劳宫穴对准伏兔穴，顶平项直，下颌微收；两眼平视前方（图5-2-2）。

【注意事项】

口唇轻闭，舌抵上腭，上下排牙齿相合。身体中正，顺项提顶；两眼平视前方。

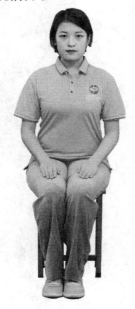

图 5-2-1

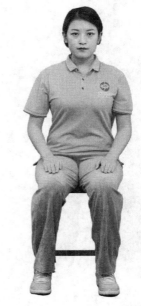

图 5-2-2

起　势

【动作来源】

健身气功·六字诀。

【技术要领】

动作一：屈肘，两掌于体前十指相对，掌心向上，缓缓上托至胸前，约与两乳同高。（图 5-2-3）

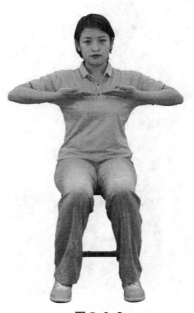

图 5-2-3

133

动作二：两掌内翻，转成掌心向下（图 5-2-4）。然后缓缓下按至肚脐前（图 5-2-5）。

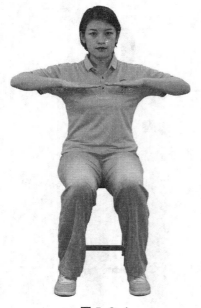

图 5-2-4

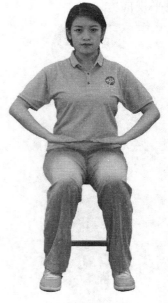

图 5-2-5

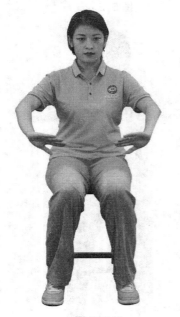

图 5-2-6

动作三：两掌内旋外翻，缓缓向前拨出，至两臂呈圆，两掌约与肚脐相平。（图 5-2-6）

　　动作四：两掌外旋内翻，转成掌心向内（图5-2-7）。两掌缓缓收拢至肚脐前，虎口交叉相握轻覆肚脐；静养片刻，自然呼吸；目视前下方（图5-2-8）。

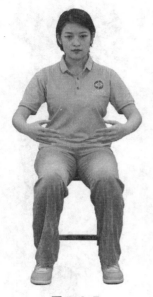
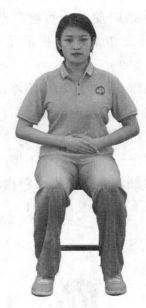

图5-2-7　　　　　　　　　　　　　　　图5-2-8

【注意事项】

（1）两掌上托时，两肘要略向前，张肩含胸，不可挺胸。

（2）两掌向前拨出时，锻炼者不可挺胸突腹。

（3）两掌轻覆肚脐静养时，两肘不可后夹、紧抱肚脐，应略外展、虚腋。

【功理与作用】

　　两掌通过托、按、拨、拢，同时配合呼吸，外导内行，可以协调人体内气的升、降、开、合，并且促进全身气血畅旺，也为以下各式的练习做好准备。

第一式　前抚脘腹

【动作来源】

健身气功·十二段锦。

【技术要领】

动作一：接上式，两掌分开，掌指向前，贴肋前摩至乳下，指尖相对，目视前下方。（图5-2-9）

动作二：上一动作不停，转指尖向下顺腹前向下摩运；目视前下方。（图5-2-10）

动作三：上一动作不停，两掌向两侧摩运，转指尖斜相对；目视前下方。（图5-2-11）

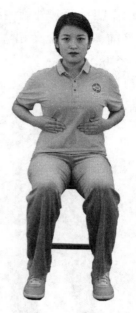

图 5-2-9

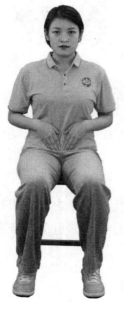

图 5-2-10

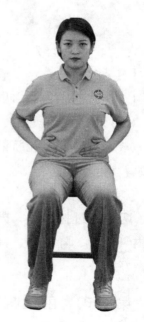

图 5-2-11

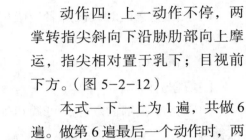

动作四：上一动作不停，两掌转指尖斜向下沿胁肋部向上摩运，指尖相对置于乳下；目视前下方。（图5-2-12）

本式一下一上为1遍，共做6遍。做第6遍最后一个动作时，两掌沿腹前继续向下摩运，转指尖向下；目视前下方（图5-2-13）；接着由下向上做反方向摩运6遍。做第6遍最后一个动作时，两臂垂落，掌心向下，掌指朝前，落于大腿上（图5-2-14）。

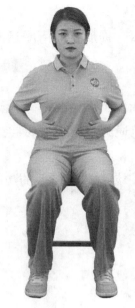

图 5-2-12

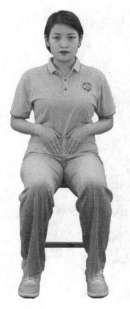

图 5-2-13

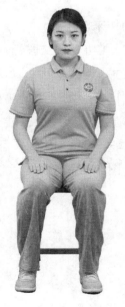

图 5-2-14

【注意事项】

（1）向上摩运时，锻炼者应吸气、收腹、提肛；向下摩运时，锻炼者应呼气、松腹、松肛。

（2）速度均匀，用力适度。

【功理与作用】

（1）按摩腹部的动作，可调和气血，疏通经络，促进腹腔脏器的血液循环。

（2）疏肝理气，调理脾胃，改善消化、泌尿、生殖系统的功能。

第二式　掌抱昆仑

【动作来源】

健身气功·十二段锦。

【技术要领】

动作一：接上式，两肩后展，随之两掌并拢、展开，直臂上举，掌心相对；目视前方。（图5-2-15）

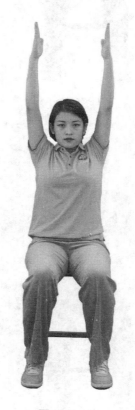

图5-2-15

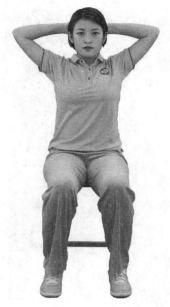

动作二：两臂屈肘，十指交叉抱于脑后；目视前方。（图5-2-16）

动作三：上体左转约45°；目视左前方。（图5-2-17）

动作四：两掌抱头不动，上体右倾抻拉左胁肋部；目视左斜上方。（图5-2-18）

图 5-2-16

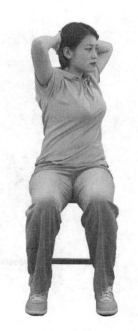

图 5-2-17

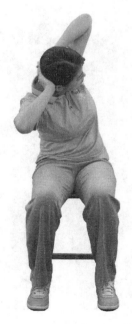

图 5-2-18

动作五：上体竖直；目视左前方。（图5-2-19）

动作六：上体向右转正；目视前方。（图5-2-20）

动作七至动作十：同动作三至动作六，唯左右相反。

动作十一：头向上抬起，与颈部争力；目视前上方。（图5-2-21）

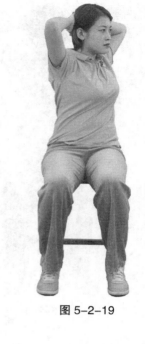

图 5-2-19

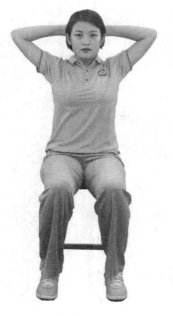

图 5-2-20

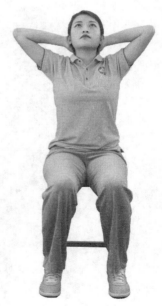

图 5-2-21

动作十二：向前合肘，随之下颌内收，两掌抱头下按；目视腹部。（图 5-2-22）

动作十三：两掌分开贴两颊下移，掌根贴下颌；抬头目视前方。（图 5-2-23）

动作十四：上一动作不停，抬头，同时两掌上托下颌；目视上方。（图 5-2-24）

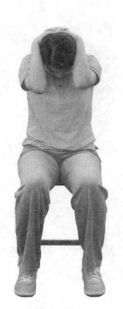 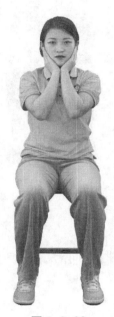 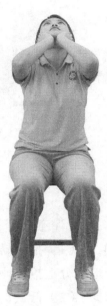

图 5-2-22　　　　　　　图 5-2-23　　　　　　　图 5-2-24

动作十五：下颌内收，颈部竖直（图 5-2-25）；同时，两掌下按至腹前时，臂外旋变指尖向前收于腰间；目视前方（图 5-2-26）。

本式动作共做 3 遍。做第 3 遍最后一个动作时，两掌落至大腿上，掌心向下，掌指朝前；目视前方。（图 5-2-27）

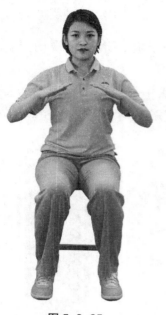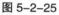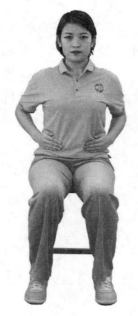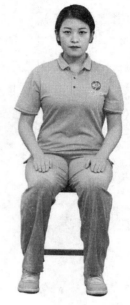

图 5-2-25　　　　　　　　图 5-2-26　　　　　　　　图 5-2-27

【注意事项】

（1）抱头转体时，肩、肘应向后展开；上体向左右侧倾时，异侧肘应充分上抬，抻拉胁肋部。

（2）低头时，锻炼者应立身、收紧下颌；抬头时，锻炼者应挺胸、塌腰。

【功理与作用】

（1）两臂上举，可使三焦通畅，调和脾胃。上体左右侧倾可刺激肝经、胆经，起到舒肝利胆的作用。

（2）两掌抱头下拉可刺激督脉、膀胱经和背俞穴，调理相应脏腑；两掌上托下颌可刺激大椎穴。

第三式 调理脾胃须单举

【动作来源】

健身气功·八段锦。

【技术要领】

动作一：接上式，转掌心向上，掌指相对，托于腹前；目视前方。（图5-2-28）

动作二：左掌上托，左臂外旋上穿经面前，随之臂内旋上举至头的左上方，肘关节微屈，力达掌根，掌心向上，掌指向右；右掌微上托，随之臂内旋下按至右髋旁，肘关节微屈，力达掌根，掌心向下，掌指向前，动作略停；目视前方。（图5-2-29）

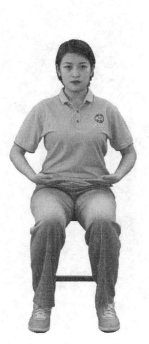

图 5-2-28

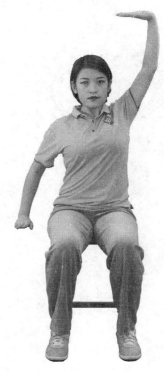

图 5-2-29

143

动作三：左臂屈肘外旋，左掌经面前下落于腹前，掌心向上；右臂外旋，右掌向上捧于腹前，掌心向上；目视前方。（图5-2-30）

动作四：同动作二，唯左右相反。（图5-2-31）

动作五：同动作三，唯左右相反。（图5-2-32）

本式一左一右为1遍，共做3遍。

动作六：做第3遍最后一个动作时，右臂屈肘，右掌下按，掌心向下，掌指向前；然后两掌落于大腿上；目视前方。（图5-2-33）

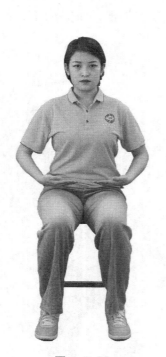
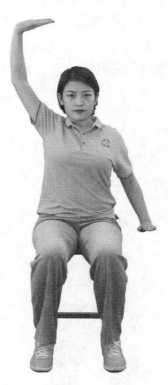

图5-2-30   图5-2-31

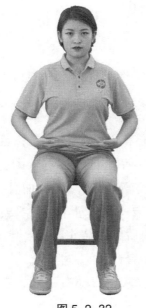
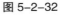

图 5-2-32

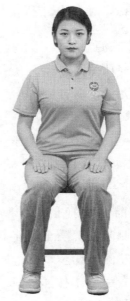

图 5-2-33

【注意事项】

力在掌根，上撑下按，舒胸展体，拔长腰脊。

【易犯错误】

掌指方向不正，肘关节没有弯曲度，上体不够舒展。

【纠正方法】

两掌放平，力在掌根，肘关节稍屈，对拉拔长。

【功理与作用】

（1）左右上肢一松一紧的上下对拉（静力牵张）动作，可以牵拉腹腔，对脾胃、肝胆起到按摩的作用，促进胃液、胆汁的分泌。同时可以刺激位于腹、胸胁部的足太阴脾经、足阳明胃经、足厥阴肝经、足少阳胆经等经络，也可刺激督脉、足太阳膀胱经、背俞穴，起到调理脾胃（肝胆）和脏腑经络的作用。

（2）本式动作可锻炼脊柱内各椎骨间的小关节和小肌肉，从而增强脊柱的灵活性和稳定性，有利于预防和缓解肩颈疾病。

第四式　九鬼拔马刀势

【动作来源】

健身气功·易筋经。

1. 右九鬼拔马刀势

【技术要领】

动作一：接上式，两掌立于肩前，掌心相对，掌指向上；目视前方（图 5-2-34）。上体左转；同时，左臂外旋，掌心向上；右臂内旋，掌心向下（图 5-2-35）。左臂由胸前内收经左腋下后伸，掌心向外；同时，右臂由胸前伸至前上方，掌心向外（图 5-2-36）。上体稍左转；同时，右臂经体侧向前上摆至头前上方后屈肘，由后向左绕头半周，掌心掩耳；左臂经体左侧下摆至左后，屈肘，手背贴于脊柱，掌心向后，指尖向上；头左转，右手中指按压耳郭，手掌扶按玉枕穴；目随右手动，定势后视左后方（图 5-2-37）。

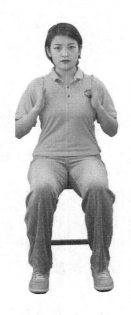

图 5-2-34

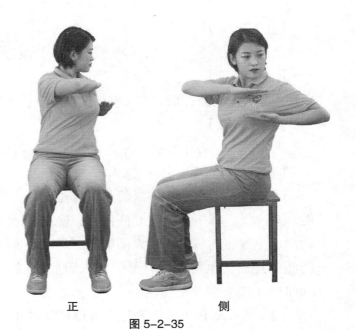

正　　　　　　　侧

图 5-2-35

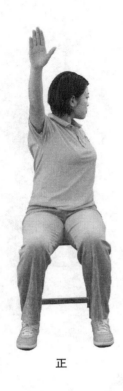
正

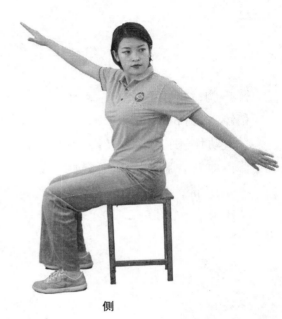
侧

图 5-2-36

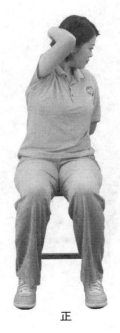
正

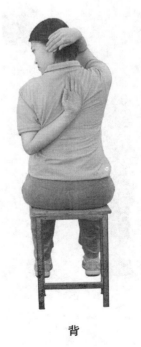
背

图 5-2-37

动作二：上体右转，展臂扩胸；目视右上方，动作稍停。（图5-2-38）

动作三：上体左转，右臂内收，含胸；左手沿脊柱尽量上推；目视左脚脚跟，动作稍停。（图5-2-39）

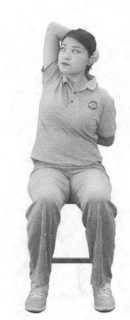

图 5-2-38

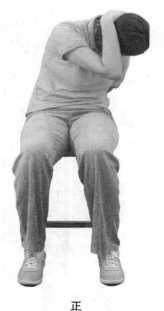

正

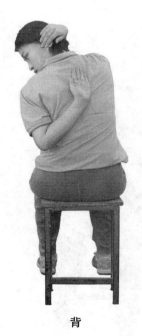

背

图 5-2-39

动作二至动作三重复3遍。

动作四：身体转正；右臂向上，经头顶上方向下至侧平举，同时，左臂经体侧向上至侧平举，两掌掌心向下；目视前下方。（图5-2-40）

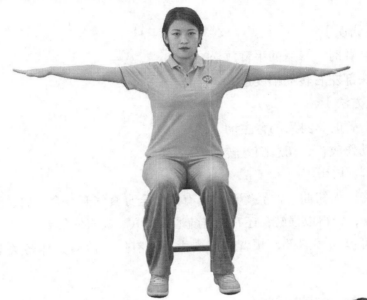

图5-2-40

2.左九鬼拔马刀势

【技术要领】

左九鬼拔马刀势与右九鬼拔马刀势动作、遍数相同，唯方向相反。最后一个动作，两掌落于大腿上，掌心向下，掌指朝前；目视前方。（图5-2-41）

【注意事项】

（1）对拔拉伸尽量用力；上体自然弯曲转动，协调一致。

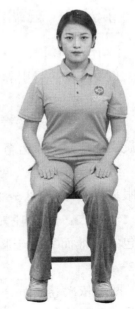

图5-2-41

（2）扩胸展臂时自然吸气，松肩合臂时自然呼气。

（3）两臂内合、上抬时自然呼气，起身展臂时自然吸气。

（4）高血压、颈椎病患者和年老体弱者，其头部转动的角度应小且轻缓。

【易犯错误】

（1）合臂时，身后的手臂放松。

（2）头部左右转动幅度过大。

【纠正方法】

（1）合臂时，身后的臂主动上推。

（2）动作放松，切忌随意转动头部。

【功理与作用】

（1）身体做扭曲、伸展等运动，有助于全身真气开、合、启、闭，脾胃得到摩动，肾得以强健；还有助于疏通玉枕穴、夹脊穴等要穴。

（2）可提高颈肩部、腰背部肌肉力量，有助于改善人体各关节的活动机能。

第五式　云端白鹤

【动作来源】

健身气功·导引养生功十二法。

【技术要领】

动作一：随着吸气，提肛收腹，脚趾上翘；同时，两合谷穴随两臂内旋沿体侧向上摩运至大包穴附近；两眼平视前方。（图5-2-42）

上一动作不停，两掌随两臂外旋，以合谷穴为轴旋转使掌指朝后；两眼平视前方。（图5-2-43）

动作二：随着呼气，松腹松肛，脚趾抓地；同时，两掌掌背挤压大包穴，继而靠叠于胸前，两臂屈肘，掌指朝里；两眼平视前方。（图5-2-44）

两掌依次卷指，分别向左右分摆，两臂自然伸直，高与肩平，掌心朝前；两眼平视前方。（图5-2-45）

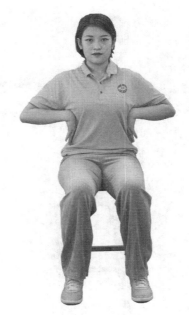

图 5-2-42

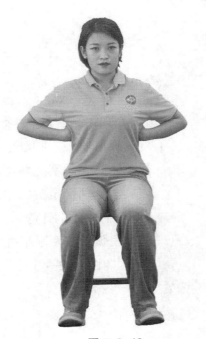

图 5-2-43

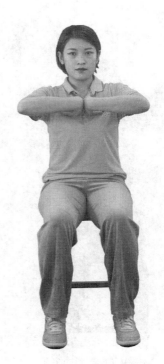

图 5-2-44

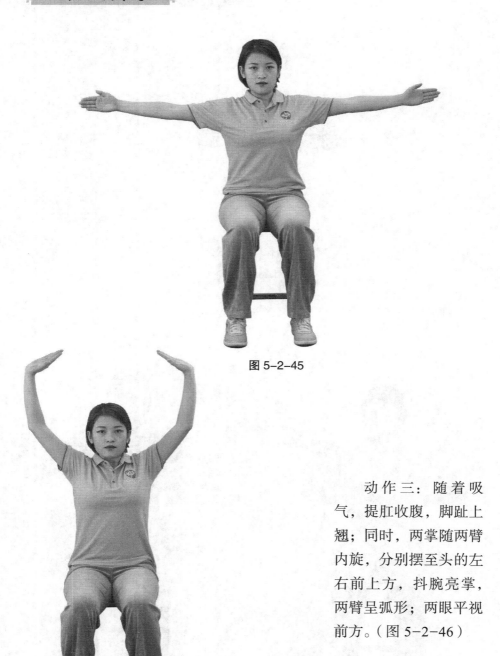

图 5-2-45

图 5-2-46

动作三：随着吸气，提肛收腹，脚趾上翘；同时，两掌随两臂内旋，分别摆至头的左右前上方，抖腕亮掌，两臂呈弧形；两眼平视前方。（图 5-2-46）

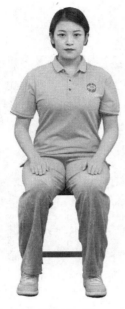

动作四：随着呼气，松腹松肛，脚趾抓地；同时，两掌分别从两侧下落于大腿上；两眼平视前方。（图5-2-47）

图 5-2-47

动作五至动作八：同动作一至动作四。

本式动作共做4遍。

【注意事项】

（1）吸气翘趾时，锻炼者应舒胸直背，百会上顶。

（2）两掌依次卷指分摆时，做到"四折"连续不断。

（3）两掌以腕关节顶端领先上摆、抖腕亮掌时，两掌中指指端与肩髃穴上下基本对齐。

（4）百会上顶、沉肩垂肘带手下落时，将气沉入丹田。

【功理与作用】

（1）脚趾上翘，压迫足少阴肾经的井穴——涌泉穴，有助于激发其经脉，滋阴补肾。

（2）用合谷穴捻大包穴，既有助于润肠化结，又有助于和脾健胃。

（3）两掌于头部上方抖腕亮掌，有助于通调三焦，疏通水道。

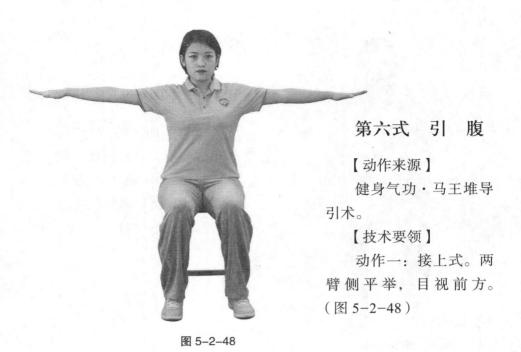

图 5-2-48

第六式 引 腹

【动作来源】

健身气功·马王堆导引术。

【技术要领】

动作一：接上式。两臂侧平举，目视前方。（图 5-2-48）

动作二：左髋向左顶出；同时，左臂内旋，右臂外旋，两掌掌心翻转；目视前方。（图 5-2-49）

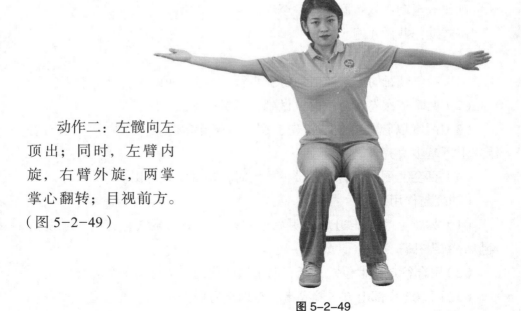

图 5-2-49

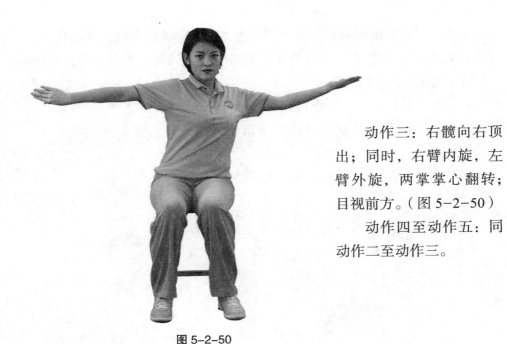

图 5-2-50

动作三：右髋向右顶出；同时，右臂内旋，左臂外旋，两掌掌心翻转；目视前方。（图 5-2-50）

动作四至动作五：同动作二至动作三。

动作六：接上一动作。左臂由体侧向上画弧，经头顶上方下落至胸前，右臂下落，经体前向上旋伸；两臂在胸前交叉，左掌在外，右掌在内；目视前方。（图 5-2-51）

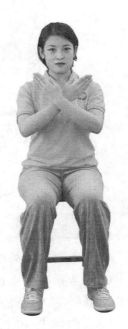

图 5-2-51

动作七：右臂继续旋伸，在头顶右上方翻掌，掌指朝左，掌心向上，左掌外旋下按至左胯旁，掌心向下，掌指朝前；同时，髋部左顶；目视左前方。（图5-2-52）

动作八至动作九：同动作六至动作七，唯方向相反。

动作十：左掌经体侧向外画弧下落，两掌落在大腿上；目视前方。（图5-2-53）

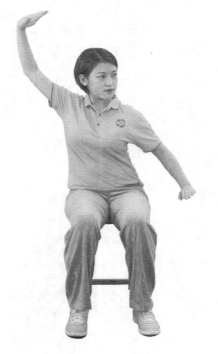
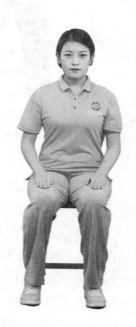

图 5-2-52   图 5-2-53

【注意事项】

（1）两臂内旋外展时，锻炼者应注意腹部放松。

（2）上举时，上面手掌的小指对着肩部后侧（臑俞穴），下面手掌的拇指对着臀部（环跳穴）。

（3）两掌上撑时，意念从小指指端（少泽穴）经肘关节后侧（小海穴）至耳前（听宫穴）。

【功理与作用】

（1）两臂内旋外展，有利于预防与缓解肩、肘、手部的运动不适。

（2）髋关节的扭动，配合手臂动作，可刺激内脏，有利于预防与调理消化不良、腹部胀气等症状。

第七式　摩肋势

【动作来源】

健身气功·大舞。

【技术要领】

动作一：接上式。向前俯身，右腿伸直，向上勾右脚；同时，右臂后摆成后上举，手臂伸直，掌心向上，指尖向后上方，左掌向前、向下伸出至掌心轻贴右脚脚尖；动作略停，目视前下方。（图5-2-54）

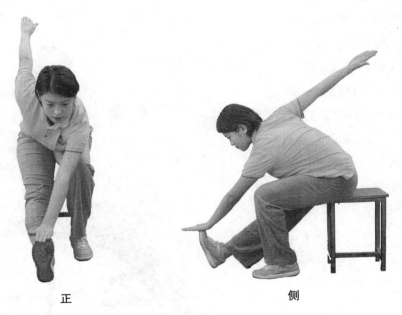

正　　　　　　　　　　　　侧

图5-2-54

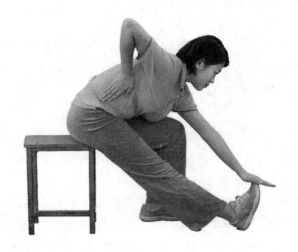

图 5-2-55

　　动作二：右臂屈肘，右掌收至右腋下，掌心向内，掌指向下（图 5-2-55）。上体立直左旋，右掌掌根沿腋中线向下摩运超过髋关节，随之，右臂向前画弧上摆，摆至前正中线，与膻中穴同高，右肘微屈，掌心向下，掌指向前；同时左掌经左髋外侧弧线上提至左腋下，掌心向内，掌指向下，右脚放平，配合呼气，目视右掌（图 5-2-56）。

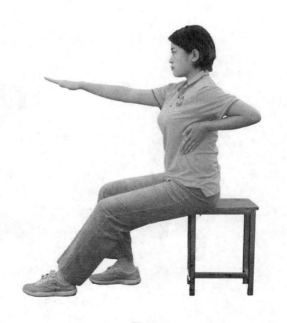

图 5-2-56

动作三：躯干右旋，右掌掌根沿腋中线向下摩运，向下超过髋关节，随之，左臂向前画弧上摆，摆至前正中线，与膻中穴同高，左肘微屈，掌心向下，掌指向前；同时，右掌向下，经右髋外侧弧线上提至右腋下，掌心向内，掌指向下；配合呼气，目视左掌。（图5-2-57）

动作四：同动作三，唯左右相反。

动作五：同动作三。

动作六：右脚收回，两掌落在大腿上，掌心向下，掌指朝前；目视前方。（图5-2-58）

动作七至动作十二：同动作一至动作六，唯左右相反。

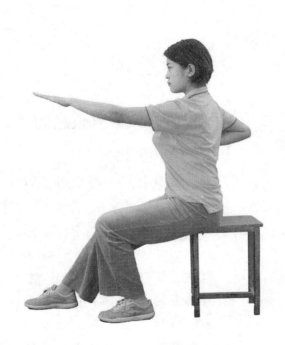

图5-2-57

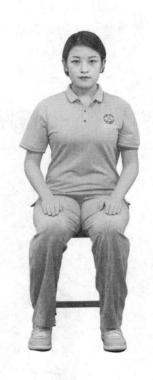

图5-2-58

【注意事项】

（1）以腰带动脊柱做左右旋转，牵引上体两侧的胁肋部；同时，掌根从大包穴开始沿腋中线向下摩运，摩运要顺达，节节贯穿，连绵不断，眼随手走，心平气和。

（2）摩肋时，下丹田之气引动腰，以腰带肩，以肩带臂，以臂带腕，形于手指，引气令和，动诸关节。

【功理与作用】

（1）抡臂、攀足和腿的屈伸动作，可增强肩关节的灵活性和下肢的柔韧性。

（2）两掌对两胁、大包穴的按摩及脊柱左右拧转的动作，可促进肝的疏泄和脾的运化机能。

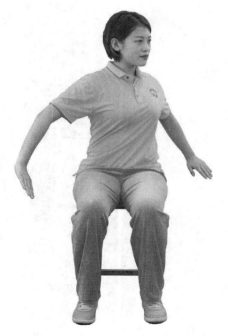

图 5-2-59

第八式　双鱼悬阁

【动作来源】

健身气功·导引养生功十二法。

【技术要领】

动作一：接上式。随着吸气，提肛收腹，脚趾上翘，身体左转约45°；同时，两掌随两臂内旋，分别向左右两侧摆起，两臂伸直，掌约与髋同高，掌心朝后；两眼平视左前方。（图5-2-59）

随着呼气，松腹松肛，脚趾抓地，上体右转；同时，左掌随左臂外旋收于右小腹前，掌心朝上；右掌内收下落于左腕之上，无名指指腹置于太渊穴处呈切脉状；两眼的余光看左掌。（图5-2-60）

动作二：随着吸气，提肛收腹，脚趾上翘，上体左转；同时，两掌仍呈切脉状，顺势由上体右前方弧形前摆至左前方，左臂自然伸直，左掌掌心朝上，两眼兼视两掌。（图5-2-61）

随着呼气，松腹松肛，脚趾抓地，上体向右转正；同时，左臂内旋，右臂外旋，右掌掌指随之捻转太渊穴后，与左掌相叠于胸前，两掌掌心相合，劳宫穴相对，左掌掌心朝外，两掌距胸部约20厘米；两眼余光看两掌。（图5-2-62）

动作三：随着吸气，提肛收腹，脚趾上翘；同时，两掌稍横向对摩，继而，左掌随左臂内旋下按于左胯旁，离胯约20厘米，左臂呈弧形，左掌掌指朝右；右掌随右臂内旋上架于头右前上方，右臂呈弧形，右掌掌指朝左；两眼向左平视。（图5-2-63）

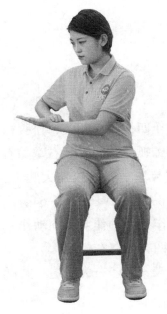

图 5-2-60

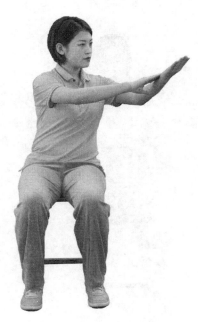

图 5-2-61

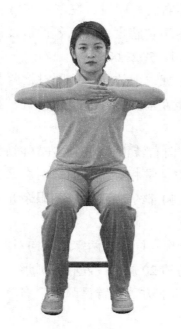

图 5-2-62

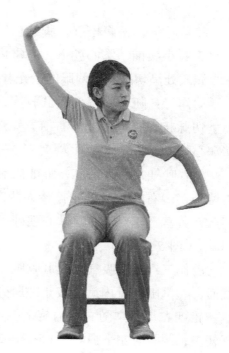

图 5-2-63

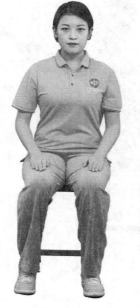

图 5-2-64

动作四：随着呼气，松腹松肛，脚趾抓地；同时，右掌随右臂沉肘与左掌一起落在大腿上；两眼平视前方。（图 5-2-64）

动作五至动作八：同动作一至动作四，唯左右相反。

本式一左一右为1遍，共做2遍。

【注意事项】

（1）上体旋转时以腰为轴带动两掌。

（2）切脉时，无名指、中指、食指分别用指腹置于寸、关、尺部位。

【功理与作用】

（1）有助于增强肺功能，缓解咳喘等呼吸系统疾病。

（2）有助于增强脾胃功能，缓解消化不良、胃脘痛等消化系统疾病。

（3）有助于增强肾功能，对生殖系统、泌尿系统疾病有一定的缓解作用。

（4）吸气、脚趾上翘刺激涌泉穴以补肾；呼气、脚趾抓地刺激隐白穴、厉兑穴以补脾胃。

收　势

【技术要领】

动作一：接上式。两掌外旋内翻（图5-2-65）；转掌心向内，缓缓收回（图5-2-66）；虎口交叉相握，轻覆肚脐，目视前下方（图5-2-67）；静养1～2分钟。

动作二：两掌以肚脐为中心揉腹，顺时针揉6圈，逆时针揉6圈。

动作三：两掌分开落在大腿上；目视前下方。（图5-2-68）

动作四：收左脚并步；目视前方。（图5-2-69）

【注意事项】

形松意静，收气静养。

【功理与作用】

由按揉脐腹到收气静养，是由练气转为养气的动作，可以起到引气归元的作用，进而使锻炼者从练功状态恢复到正常状态。

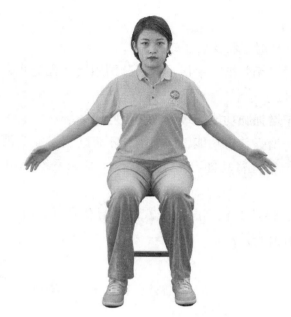

图 5-2-65

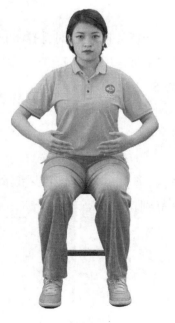

图 5-2-66

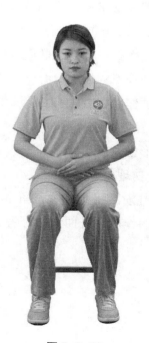

图 5-2-67

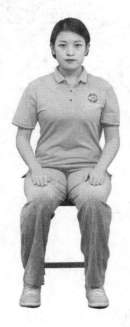

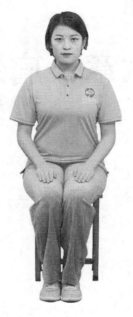

图 5-2-68   图 5-2-69

第六章　肩颈保健运动处方
（坐式）

第一节　理论指导

一、肩　颈

　　肩颈是头与躯干交接的重要部位，由肩部和颈部两个部分构成。其中，颈椎是脊椎构造中体积最小、活动量最大、最易受损的部位。手三阳经中的手阳明大肠经、手少阳三焦经、手太阳小肠经及足少阳胆经都经过肩颈，它们对肩颈生理机能起重要的控制作用。手阳明大肠经、手少阳三焦经不通畅时，身体会出现肩臂酸痛、麻木等症状；手太阳小肠经不通畅时，身体会出现肩背痛、颈椎病、头痛等症状；胆经不通畅时，身体会出现心悸、失眠多梦等情况，这些都是颈肩综合征的常见症状。

　　如今"久坐少动"的生活方式已经成为现代人最大的健康隐患之一，特别是伏案工作的人，由于身体经常保持前屈的姿势，肌肉、韧带、筋膜、关节囊等软组织长期处于紧张状态，颈部肌肉容易出现劳损，久而久之形成骨关节的病变，使颈椎的椎间盘退化、突出，出现骨质增生，进而压迫相关的颈肩神经、脊髓、椎动脉，出现头晕、头痛、耳鸣、上肢沉重、手指发麻、腿软、视力下降、心律失常等症状。颈椎病变不断加重可导致吞咽困难、昏厥、肢体瘫痪等严重后果。因此，预防颈椎病变至关重要。

二、肩颈保健运动处方概述

肩颈保健运动处方的主要作用是放松神经，促进血液循环，增加脑部供氧，缓解肩颈肌肉酸痛、眩晕、头痛等症状，改善失眠多梦、神经衰弱的状况，强化身心，让人精力充沛；改善紧张、滞闷的精神状态，提神醒脑，从而提高人体免疫力，增强身体的抵抗力。

适用人群：长期伏案工作者；肩颈酸痛、肌肉酸痛、肌肉紧张的人群；患有颈椎病、肩周炎等肩颈疾病的患者。

第二节　技术要领与功理作用

预备式

【技术要领】

正身端坐（图 6-2-1）；两脚分开，与肩同宽，脚尖朝前，两掌劳宫穴对准伏兔穴，顶平项直，下颌微收，两眼平视前方（图 6-2-2）。

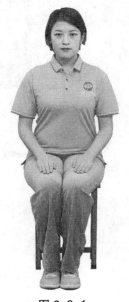

图 6-2-1

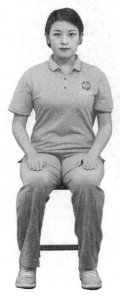

图 6-2-2

【注意事项】

口唇轻闭，舌抵上腭，上下排牙齿相合；身体中正，顺项提顶；两眼平视前方。

起　势

【动作来源】

健身气功·易筋经。

【技术要领】

动作一：两臂屈肘抬至肩前，两臂伸平，掌心向下，掌指相对，两臂与肩相距约10厘米（一拳距离），呈水平，虚腋；目视前下方（图6-2-3）。动作稍停。

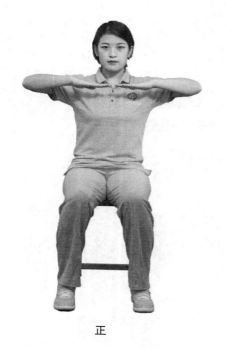 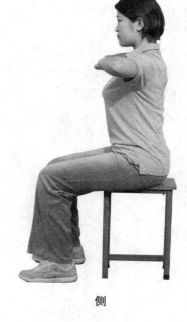

正　　　　　　　　　　　　侧

图 6-2-3

动作二：两臂向前伸展，掌心向下，掌尖向前。（图6-2-4）

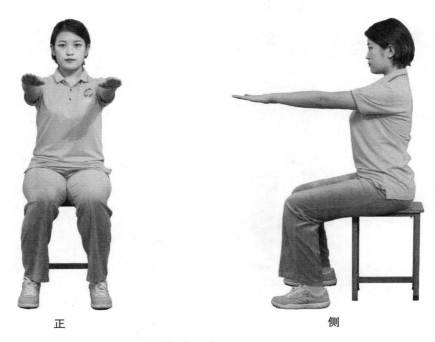

正　　　　　　　　　　　　　　侧

图 6-2-4

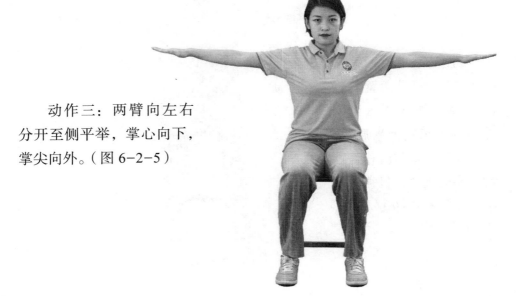

动作三：两臂向左右
分开至侧平举，掌心向下，
掌尖向外。（图6-2-5）

图 6-2-5

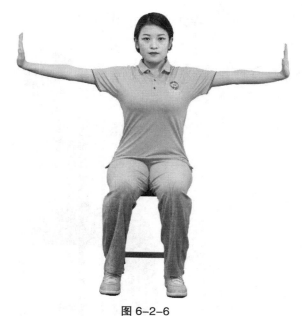

动作四：五指自然并拢，坐腕立掌；目视前下方。（图6-2-6）

图 6-2-6

动作五：松腕（图6-2-7）；同时两臂向前平举（图6-2-8）；然后内收至胸前平屈，掌心向下，掌与胸相距约一拳的距离，目视前下方（图6-2-9）。

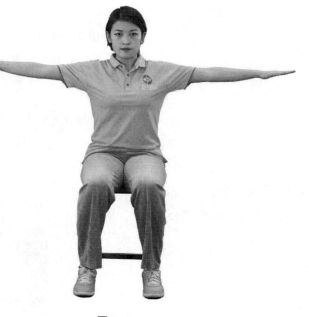

图 6-2-7

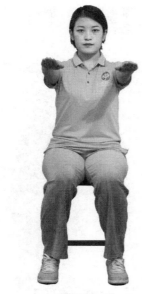

图 6-2-8

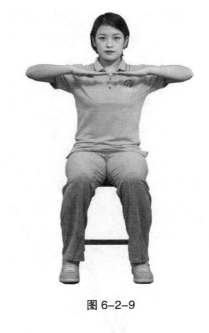

图 6-2-9

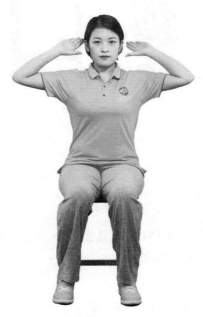

图 6-2-10

动作六：两掌同时内旋，翻掌至耳垂下，掌心向上，虎口相对，两肘外展，约与肩平。（图 6-2-10）

171

动作七：提踵；同时，两掌上托至头顶，掌心向上，展肩伸肘；微收下颌，舌抵上腭，咬紧牙关。（图6-2-11）

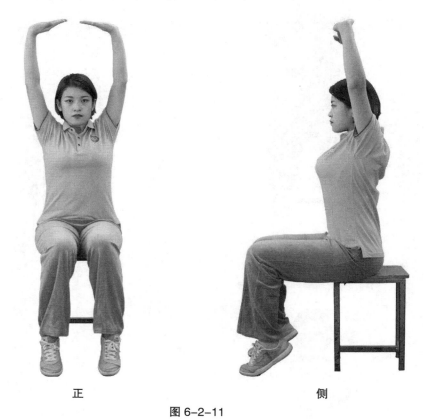

正   侧

图6-2-11

【注意事项】

（1）两掌外撑，力在掌根。

（2）坐腕立掌时，脚趾抓地。

（3）两掌上托时，意想通过"天门"关注两掌，目视前下方，自然呼吸；同时脊柱伸直；年老或体弱者可自行调整两脚提踵的高度。

【易犯错误】

（1）当两掌内收至胸前时，锻炼者易耸肩抬肘或松肩坠肘。

（2）两臂侧平举时不呈水平状。

【纠正方法】

（1）动作自然放松，锻炼者应注意调整动作幅度，应虚腋如挟鸡蛋。

（2）两臂侧平举时自然伸直，与肩同高。

【功理与作用】

（1）伸展上肢和立掌外撑的动作可以起到梳理上肢经络、调练心肺之气、改善呼吸机能及气血运行的作用。

（2）增强肩、臂的肌肉力量，有助于改善肩关节的活动机能，增强肢体的肌肉力量，促进全身血液循环。

（3）自然呼吸，气定神皆敛，可改善神经调节、体液调节的功能，消除疲劳。

第一式　摘星换斗势

【动作来源】

健身气功·易筋经。

【技术要领】

1. 左摘星换斗势

动作一：接上式。两脚脚跟缓缓落地；同时，两手握拳，拳心向外，两臂下落至侧上举（图 6-2-12）。两拳缓缓伸开变掌，掌心斜向下，全身放松；目视前下方（图 6-2-13）。上体左转（图 6-2-14）；同时，左臂经体侧下摆至体后，左手手背轻贴命门（图 6-2-15）；右臂上举经体前下摆至左髋关节外侧做"摘星"动作，右掌自然张开；目视右掌（图 6-2-16）。

动作二：上体转正；同时，右掌经体前向额上摆至头顶右上方，松腕，肘微屈，掌心向下，掌指向左，中指指尖垂直于肩髃穴；左手手背轻贴命门穴，意注命门；右臂上摆时眼随掌走，定势后目视掌心（图 6-2-17）。稍停，然后两臂向体侧自然平举（图 6-2-18）。

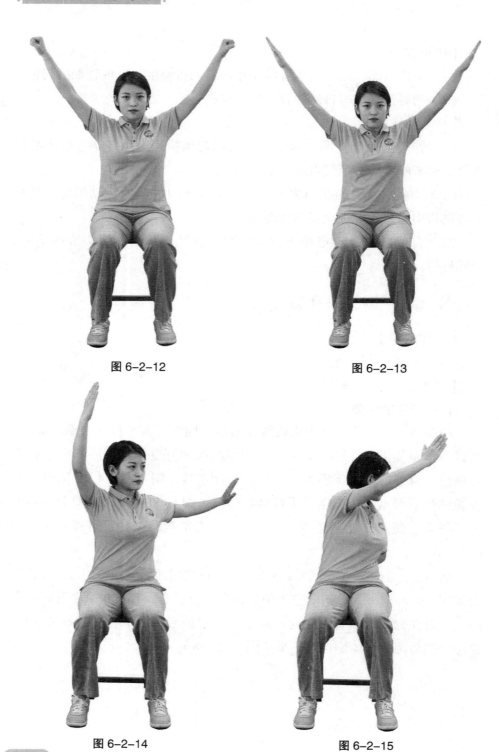

图 6-2-12

图 6-2-13

图 6-2-14

图 6-2-15

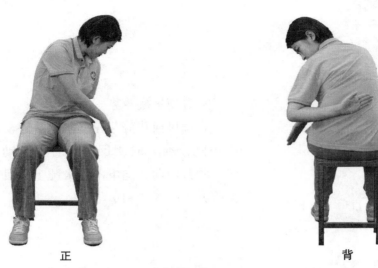

正　　　　　　　　　　　　　　背

图 6-2-16

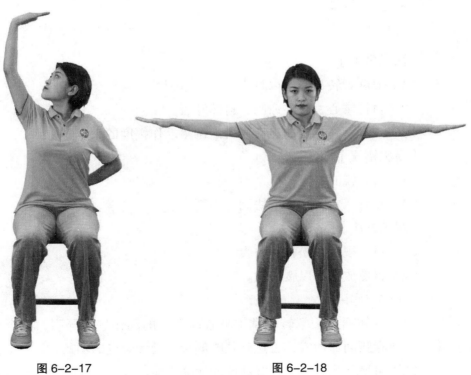

图 6-2-17　　　　　　　　图 6-2-18

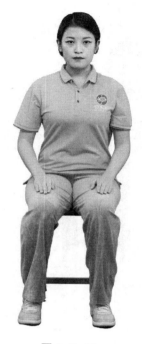

2. 右摘星换斗势

右摘星换斗势与左摘星换斗势动作相同，唯方向相反。最后一个动作，两臂向前、向下落在大腿上；目视前方（图6-2-19）。

图 6-2-19

【注意事项】

（1）锻炼者转身时应以腰带肩，以肩带臂。

（2）目视掌心，意注命门，自然呼吸。

（3）颈部、肩部疾病患者应灵活调整动作幅度的大小。

【易犯错误】

（1）目上视时挺腹。

（2）左臂、右臂动作不协调、不到位。

【纠正方法】

（1）目上视时，松腰、收腹。

（2）自然放松，以腰带动。

【功理与作用】

（1）身体通过阳掌转阴掌（掌心向下）的动作进行导引，配合目视掌心，意存腰间命门穴，可达到壮腰健肾、延缓衰老的功效。

（2）可增强颈、肩、腰等部位的活动机能。

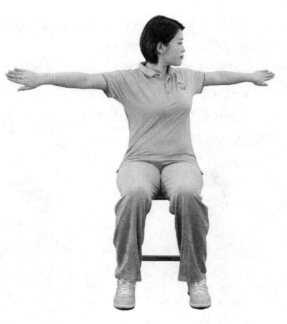

第二式　微撼天柱

【动作来源】

健身气功·十二段锦。

【技术要领】

动作一：接上式。上体左转约45°，同时两臂内旋成侧平举，掌心向后，目视左掌。（图6-2-20）

图 6-2-20

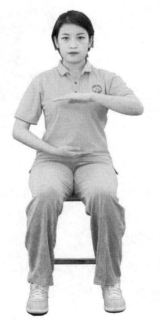

图 6-2-21

动作二：上一动作不停，上体向右转正；同时，两臂外旋向前平举，随之两掌抱于体前，左掌在上，掌心相对；目视前方。（图6-2-21）

动作三：上一动作不停，左掌下按，两掌合于腹前；目视前方。（图 6-2-22）

动作四：头向左转；同时，两掌向右移至右大腿内侧；目视左侧。（图 6-2-23）

动作五：左掌掌根向下压右掌；右肩下沉，向左上抬头，稍停；目视左上方。（图 6-2-24）

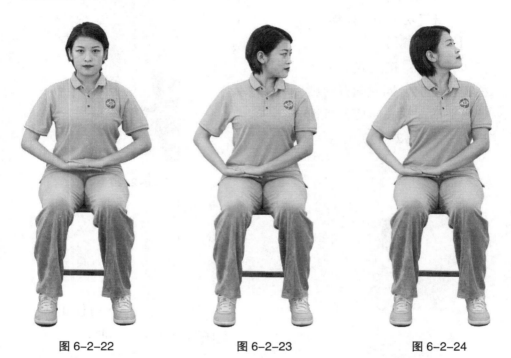

图 6-2-22   图 6-2-23   图 6-2-24

动作六：下颌内收，随之上体右转约 45°；同时，两臂内旋成侧平举，掌心向后；目视右掌。（图 6-2-25）

动作七至动作十：同动作二至动作五，唯左右相反。

本式一左一右为 1 遍，共做 3 遍。在做第 3 遍最后一个动作时，下颌内收，头转正，两掌分开落于大腿上；目视前方。（图 6-2-26）

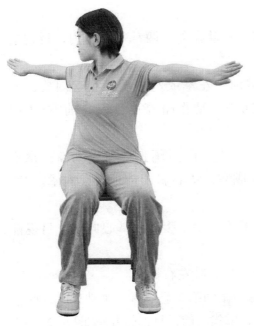

图 6-2-25

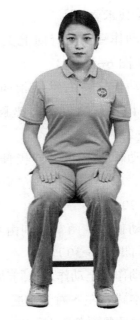

图 6-2-26

【注意事项】

（1）转腰旋臂时，锻炼者应以腰带臂，沉肩、立身。

（2）转头时，上体不动，竖颈；抬头时，下颌用力。颈项不可松懈断劲。

【功理与作用】

（1）"天柱"指整个颈椎。撼动天柱可刺激大椎穴，调节手三阳经、足三阳经和督脉。

（2）左右转头、转腰、旋臂、沉肩可锻炼脊柱，缓解颈部、肩部、腰部的疾病。

第三式　左右开弓似射雕

【动作来源】

健身气功·八段锦。

【技术要领】

动作一：两臂向上交叉于胸前，左掌在外，两掌掌心向内；目视前方。（图6-2-27）

动作二：右掌屈指向右拉至肩前，左掌成八字掌，左臂内旋，向左推出，与肩同高，坐腕，掌心向左，动作略停；目视左前方。（图6-2-28）

动作三：右手五指伸开成掌，向上、向右画弧，与肩同高，掌指向上，掌心斜向前，左手手指伸开成掌，掌心斜向前；目视右掌。（图6-2-29）

动作四：两掌分别由身体两侧下落，捧于腹前，掌心向上；目视前方。（图6-2-30）

动作五至动作八：同动作一至动作四，唯左右相反。

本式一左一右为1遍，共做3遍。做到第3遍最后一个动作时，两掌分别由两侧下落于大腿上，掌心向下，掌指向前；目视前方。（图6-2-31）

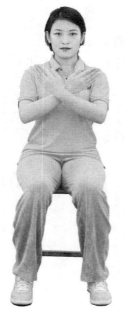

图6-2-27

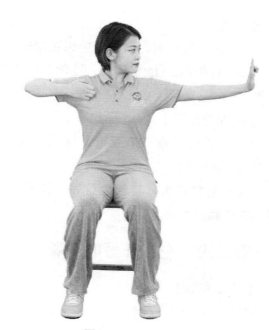

图6-2-28

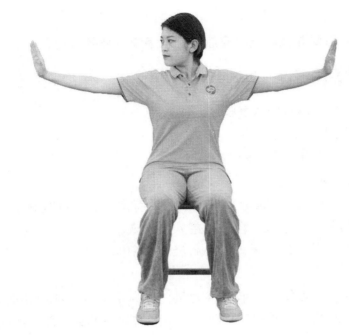

图 6-2-29

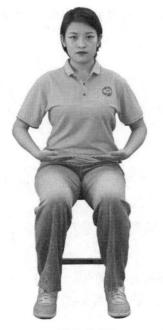

图 6-2-30

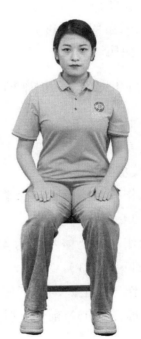

图 6-2-31

【注意事项】

侧拉时五指要并拢屈紧，肩放平；八字掌侧撑须沉肩，坠肘，屈腕，竖指，掌心涵空。

【易犯错误】

端肩，弓腰，两脚成八字脚。

【纠正方法】

沉肩坠肘，上体直立，两脚脚跟外撑。

【功理与作用】

（1）展肩、扩胸可刺激督脉和膀胱经的背俞穴，还可刺激手三阴经、手三阳经及其井穴、荥穴、俞穴、经穴、合穴，调节手太阴肺经、手厥阴心包经、手少阴心经、手太阳小肠经、手阳明大肠经、手少阳三焦经等经脉之气。

（2）可以有效地发展下肢肌肉力量，提高平衡能力和协调能力；有效地锻炼上臂的肱二头肌和三角肌的力量，增强前臂和手部肌肉的力量；可以提高手腕关节和指关节的灵活性，也可以促进颈部血液循环和肢体末梢的微循环，还可以矫正一些不良姿势，如驼背和肩内收，有利于预防肩颈疾病。

第四式　摇转辘轳

【动作来源】

健身气功·十二段锦。

【技术要领】

动作一：接上式，两掌变拳后移置于肾俞穴处，拳心向后；目视前方。（图 6-2-32）

动作二：上体左转约 45°；同时左拳屈腕上提至左肩前；目视左拳。（图 6-2-33）

动作三：上一动作不停，上体右转，随之向左侧倾；同时，左腕上翘向左前方约 45° 前伸，肘关节微屈；目视左拳。（图 6-2-34）

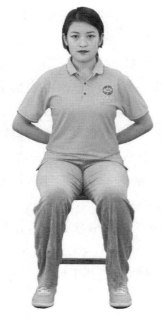
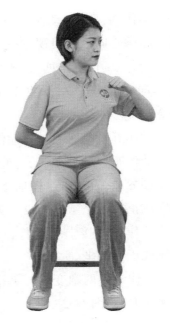

图 6-2-32　　　　　　　　　　　图 6-2-33

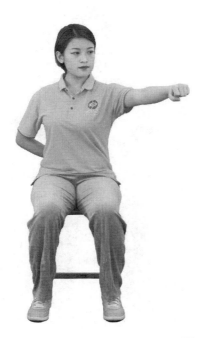
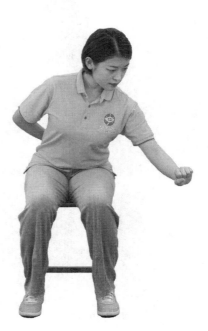

图 6-2-34

动作四：上一动作不停，上体左转立起；同时，左拳回拉，收至腰间，屈拳心向后；目视左拳。（图6-2-35）

动作二至动作四连续做6遍，即左摇转辘轳。当第6遍结束时，上体向右转正，左拳收至腰后肾俞穴处，拳心向后；目视前方。（图6-2-36）

动作五至动作七：同动作二至动作四，唯左右相反，即右摇转辘轳。

动作八：展肩扩胸，向上提肩（图6-2-37）；再向前合肩含胸、沉肩（图6-2-38）；目视前下方。如此共向前绕肩6次，第6次结束后，还原成正身端坐（图6-2-39）。

动作九：接上一动作，反方向向后绕动两肩6次。第6次结束后，还原成正身端坐。

动作十：两拳变掌，掌指向下，虎口贴肋上提置于肩上，沉肩坠肘；目视前方。（图6-2-40）

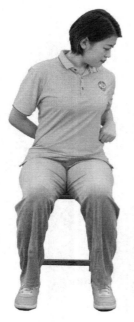

图6-2-35

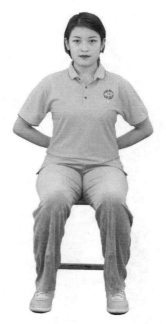

图6-2-36

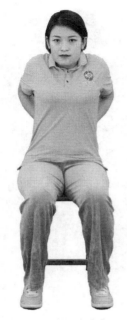

图 6-2-37

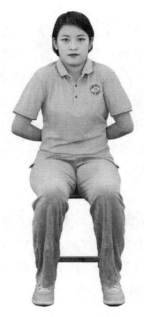

图 6-2-38

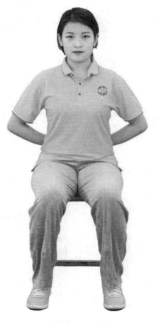

图 6-2-39

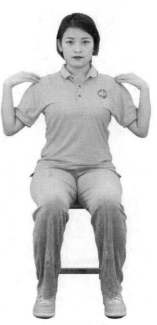

图 6-2-40

动作十一：两掌不动，上体左转；以肩为轴，右臂前摆，左臂后摆；目视前下方。（图6-2-41）

动作十二：上一动作不停，上体向右转正，两臂继续上摆，肘尖向上；目视前下方。（图6-2-42）

动作十三：上一动作不停，上体向右转；左臂前摆，右臂后摆；目视前下方。（图6-2-43）

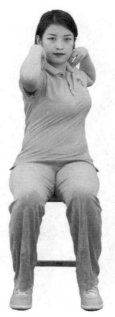

图 6-2-41

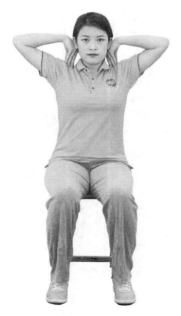

图 6-2-42

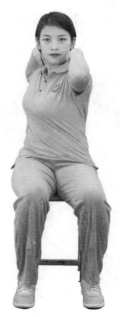

图 6-2-43

动作十四：上一动作不停，上体向左转正，两臂下落，肘尖向下；目视前下方。（图6-2-44）

动作十一至动作十四，连续前后交叉绕肩6次。

动作十五至动作十八：同动作十一至动作十四，连续前后交叉绕肩6次，唯左右相反。最后一个动作，两掌沿体前下落于大腿上，掌心向下，掌指朝前；目视前方。（图6-2-45）

【注意事项】

（1）单摇：手臂前送时，转腰、顺肩、坐腕；手臂回拉时，屈肘、提腕。

（2）双摇：食指根部点揉肾俞穴，绕肩要圆活连贯。

（3）交叉摇：以腰带臂绕立圆，两肘前后摆起要一致。

【功理与作用】

（1）可刺激手三阴经、手三阳经、督脉、足太阳膀胱经、背俞穴，调理相应脏腑，有畅通心肺、益肾助阳的功效。

（2）可强壮腰肾，缓解肩部和颈椎的疾患。

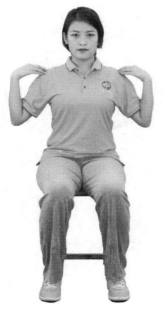

图 6-2-44

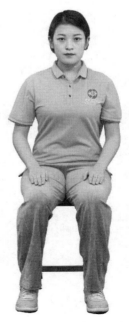

图 6-2-45

第五式　鸟　伸

【动作来源】

健身气功·马王堆导引术。

【技术要领】

动作一：接上式。两臂内旋，以腰带动两臂由内向外摆动，目视前方。（图6-2-46）

动作二：两臂外旋，以腰带动两臂由内向外再摆动，依次加大幅度；目视前方。（图6-2-47）

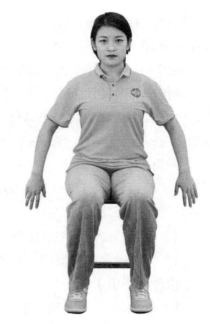

图 6-2-46

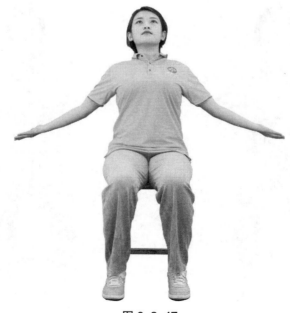

图 6-2-47

动作三：身体前俯，两掌按于体前，抬头；目视前方。（图 6-2-48）

动作四：下颌向内回收，由腰椎、胸椎、颈椎节节蠕动伸展（图 6-2-49）；两掌随上体动作前摆下按，随即抬头，目视前方（图 6-2-50）。

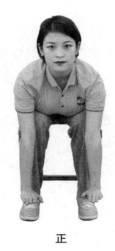
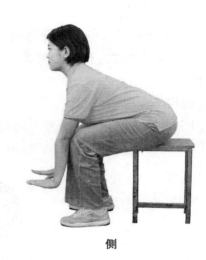

正　　　　　　　　　　　　　　　侧

图 6-2-48

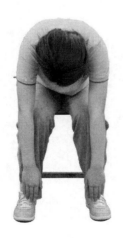
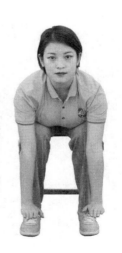

图 6-2-49　　　　　　　　　　　图 6-2-50

重复动作四1次。

动作五：上体直立，两掌收回，落于大腿上，掌心向下，掌指朝前；目视前方。（图6-2-51）

本式动作一至动作五为1遍，共做2遍。

【注意事项】

（1）头颈与脊柱的运动要协调一致。

（2）侧摆臂时，意念从腋下（极泉穴）经肘（少海穴）到小指指端（少冲穴）。

【功理与作用】

（1）展臂前伸有利于预防和调理肩颈部运动不适。

（2）蠕动脊柱有利于预防和调理腰背部运动不适。

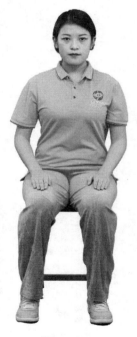

图 6-2-51

第六式　犀牛望月

【动作来源】

健身气功·导引养生功十二法。

【技术要领】

动作一：随着吸气，提肛收腹；同时，两掌随两臂内旋下按后撑；两眼平视前方。（图6-2-52）

动作二：两臂继续内旋，两掌由坐腕随之放松，分别向两侧偏后弧形摆起，停于头的前侧上方，两臂均呈弧形，掌心朝前上方，掌指相对；两眼看左后上方，呈望月状。（图6-2-53）

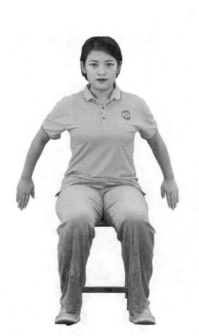

图6-2-52

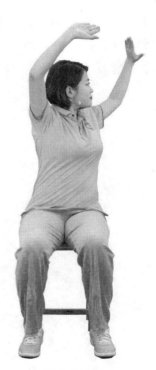

图6-2-53

动作三：随着吸气，提肛收腹；上体向右转正；同时，两掌下沉，随两臂外旋弧形摆至胸前，两臂自然伸直，掌心向上，掌指向前，两掌之间的距离与肩同宽；两眼兼视两掌。（图6-2-54）

动作四：两掌随两臂内旋下落于大腿上，掌心向下，掌指向前；两眼平视前方。（图6-2-55）

动作五至动作八：同动作一至动作四，唯左右相反。

本式动作一左一右为1遍，共做2遍。

【注意事项】

（1）精神集中，意守命门。

（2）转腰和两臂旋转幅度宜大，速度均匀，切勿端肩、忽快忽慢。

【功理与作用】

（1）转颈旋腰的动作有助于疏松颈项部和腰背部的肌肉，松解其粘连，缓解肩、肘、腕、颈、背、腰等部位的疼痛。

（2）畅通手三阴经、手三阳经经脉，强心益肺、通调三焦、润肠通结。

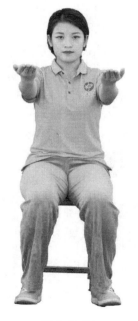

图6-2-54

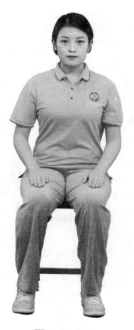

图6-2-55

第七式　鹿　奔

【动作来源】

健身气功·五禽戏。

【技术要领】

动作一：接上式。左脚上提，两掌握空拳向上画弧（图6-2-56）；左脚迈步，继而落回原位；两拳向前画弧至体前，高与肩平，与肩同宽，拳心向下；目视前方（图6-2-57）。

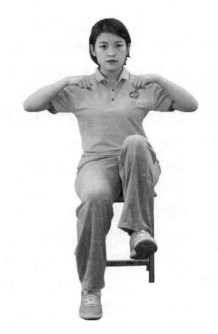

图 6-2-56

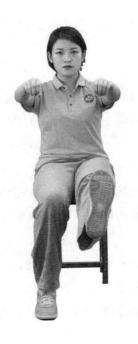
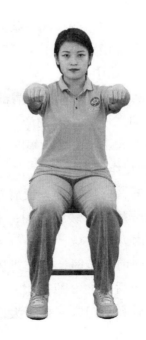

图 6-2-57

193

动作二：身体重心后移，左膝伸直，全脚掌着地，低头，弓背，收腹；同时，两臂内旋，两臂前伸，掌背相对，拳变"鹿角"。（图6-2-58）

动作三：身体重心前移，上体挺直，左脚收回；松肩沉肘，两臂外旋，"鹿角"变空拳，高与肩平，拳心向下；目视前方。（图6-2-59）

动作四：两掌下落于大腿上，掌心向下，掌指向前；两眼平视前方。（图6-2-60）

动作五至动作八：同动作一至动作四，唯左右相反。

重复动作一至动作八1遍。

【注意事项】

（1）提腿前跨要有弧度，落步轻灵，体现鹿的安舒神态。

（2）身体后坐时，两臂前伸，胸部内含，背部呈横弓状；头前伸，背后拱，腹收缩，臀内敛，呈竖弓状，使腰背部得到充分伸展和拔长。

（3）锻炼者做动作时可配合呼吸。身体后坐时，配合吸气；重心前移时，配合呼气。

【易犯错误】

（1）落步后，两脚成一条直线，重心不稳，上体紧张歪扭。

（2）背部横弓与躯干竖弓不够明显。

【纠正方法】

（1）脚提起后，向同侧肩部正前方跨步，保持两脚横向宽度。

（2）加大两肩内旋的幅度，可增大收胸的程度；头、髋前伸，收腹后顶，可增大躯干的后弯幅度。

【功理与作用】

（1）两臂内旋前伸，使肩背部肌肉得到拉伸，对颈肩综合征、肩关节周围炎等病症有缓解作用；上体弓背收腹，能矫正脊柱畸形，增强腰背部的肌肉力量。

（2）向前落步时，气充丹田，身体重心后坐时，气运命门，加强了人的先天与后天之气的交流。尤其是重心后坐，整条脊柱向后弯，内夹尾闾穴，后突命门穴，打开大椎穴，意在疏通督脉经气，具有振奋全身阳气的作用。

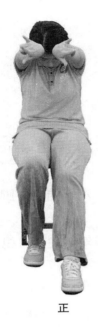
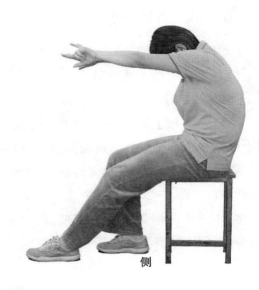

正　　　　　　　　　侧

图 6-2-58

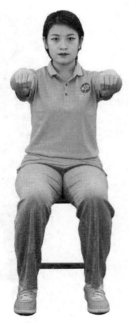

图 6-2-59

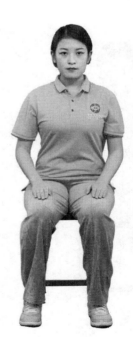

图 6-2-60

第八式　鸥　视

【动作来源】

健身气功·马王堆导引术。

【技术要领】

动作一：接上式。两掌上提至腋前，掌心向上，掌指相对，继而向腋下外插，手背摩双肋，目视前方。（图6-2-61）

动作二：两臂经体侧向外画弧上举；同时，左腿伸直，脚背绷直；目视前方。（图6-2-62）

动作三：两肩后拉，头部前探；同时，左脚勾脚尖；目视前上方。（图6-2-63）

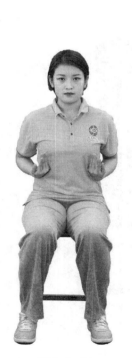
图 6-2-61

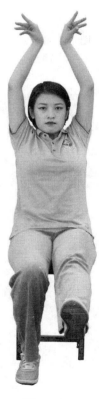
图 6-2-62

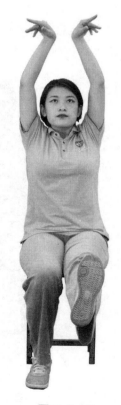
图 6-2-63

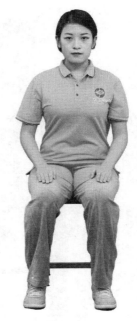

图 6-2-64

动作四：两臂经体侧向外画弧下落，两掌收于大腿上，掌心向下，掌指向前；同时左脚收回；目视前方。（图 6-2-64）

动作五至动作八：同动作一至动作四，唯左右相反。

本式动作一左一右为 1 遍，共做 2 遍。

【注意事项】

（1）两臂上伸时，掌心向外，头微用力向前探。

（2）勾脚尖时，意念从头部经后背、腘窝（委中穴）至脚趾端（至阴穴），勾脚后略停顿。

【功理与作用】

（1）抻臂拔肩，头颈前探，有利于预防和调理肩颈部运动不适。

（2）上步抬腿踢脚，可改善身体平衡能力，有利于预防和调理下肢运动不适。

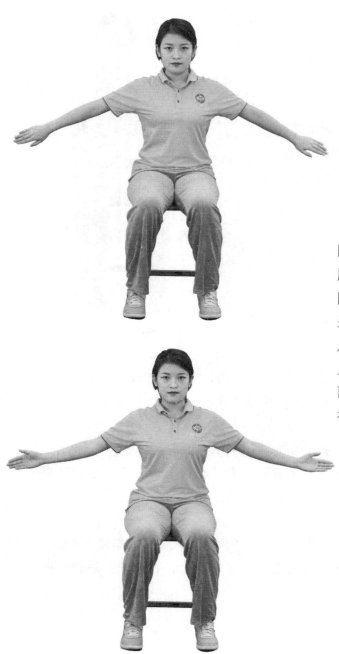

收 势

【技术要领】

动作一：接上式。随着吸气，提肛收腹，脚趾上翘；同时，两掌随两臂先内旋后外旋分别摆至体侧，掌心由向后转为向前，手臂与上体的夹角约为60°，两臂自然伸直；两眼平视前方。（图6-2-65）

图 6-2-65

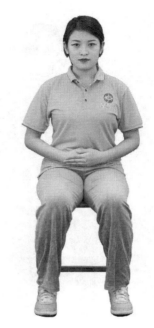

动作二：随着呼气，松腹松肛，脚趾抓地；同时，两掌内收回抱叠于关元穴，男性左手在里，女性右手在里；两眼平视前方。（图6-2-66）

图 6-2-66

动作三：唇口轻闭，舌尖在口腔内向右—向上—向左—向下绕转1圈；接着舌尖移到牙齿外，贴牙龈向右—向上—向左—向下绕转1圈。一内一外为1次，共做2次。

动作四：接上一动作，动作相同，舌尖向相反方向绕转，一内一外为1次，共做2次。

动作五：接上一动作，将口中津液分3次吞咽，用意念送至丹田穴；目视前下方。

动作六：两掌分开落于大腿上，掌心向下，掌指向前（图6-2-67）；然后左脚收回；目视前方（图6-2-68）。

199

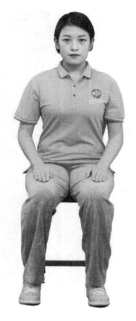

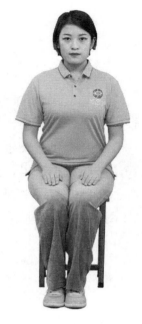

图 6-2-67   图 6-2-68

【注意事项】

（1）舌在口中搅动时要圆活、连贯。

（2）吞津要发出"汩汩"响声，意送丹田。

【功理与作用】

（1）舌的搅动可促进唾液分泌，唾液有杀菌、清洁口腔、缓解牙龈炎和牙龈萎缩的作用。

（2）吞津可调节全身气息、灌溉五脏、营养周身，有消食化瘀、缓解疲劳、延缓衰老、促进健康的作用。